Kohlhammer

Die Autorin

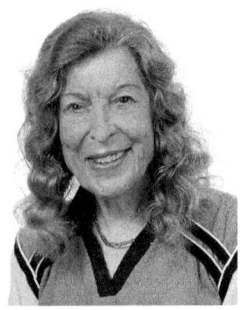

Dr. med. Helga Simchen war zunächst Oberärztin der Kinderklinik und dann wissenschaftlich und klinisch als Oberärztin tätig in der Kinder- und Jugendpsychiatrie und Neurologie der Medizinischen Akademie Magdeburg. Dort arbeitete sie in enger Kooperation mit dem Institut für Neurobiologie und Hirnforschung auf dem Gebiet der Aufmerksamkeits-, Lern- und Leistungs- sowie Verhaltensstörungen bei Kindern und Jugendlichen. In der ehemaligen DDR galt sie als Spezialistin für die Problematik der hyperaktiven Kinder. Schwerpunkte waren dabei die Früherfassung von Teilleistungsstörungen (z. B. Legasthenie), der Komorbiditäten des Hyperkinetischen Syndroms (HKS) sowie der Tic- und Tourette-Symptomatik. Im Vorstand der Gesellschaft für Rehabilitation war sie über viele Jahre als Arbeitsgruppenleiterin tätig. Sie hatte einen Lehrauftrag über Psychiatrie und Neurologie im Kindes- und Jugendalter und Entwicklungsneurologie mit Lehrauftrag am Institut für Rehabilitationspädagogik. Ihr Arbeitsschwerpunkt waren die neurobiologischen und psychosozialen Ursachen der Aggressivität bei Kindern und Jugendlichen.

Dr. med. Helga Simchen hat eine abgeschlossene Ausbildung als Fachärztin für Kinderheilkunde, für Psychiatrie und Neurologie für Kinder- und Jugendliche, Verhaltenstherapie und tiefenpsychologische Psychotherapie und Systemische Familientherapie. Der breite Fundus ihres Wissens und die täglichen Erfahrungen aus ihrer Spezialpraxis für AD(H)S und Teilleistungsstörungen in Mainz verleihen ihr eine besondere Befähigung, sich mit dem zukunftsweisenden Thema der Hochbegabung bei AD(H)S zu beschäftigen. Während ihrer praktischen Tätigkeit in Mainz diagnostizierte und behandelte sie viele Patienten mit AD(H)S und Hochbegabung. Sie stellte auch als eine der ersten Therapeuten einen Zusammenhang von AD(H)Sund Essstörungen her. Dabei behandelte sie nicht nur die betroffenen Kinder und Jugendlichen, sondern ebenso die mit dem AD(H)S verknüpfte Problematik der Familie und des sozialen Umfeldes mit deren Psychodynamik.

Helga Simchen

AD(H)S und Hochbegabung

Lern- und Verhaltensprobleme trotz hoher Intelligenz bei Kindern und Jugendlichen

Verlag W. Kohlhammer

Dieses Werk einschließlich aller seiner Teile ist urheberrechtlich geschützt. Jede Verwendung außerhalb der engen Grenzen des Urheberrechts ist ohne Zustimmung des Verlags unzulässig und strafbar. Das gilt insbesondere für Vervielfältigungen, Übersetzungen, Mikroverfilmungen und für die Einspeicherung und Verarbeitung in elektronischen Systemen.

Pharmakologische Daten, d. h. u. a. Angaben von Medikamenten, ihren Dosierungen und Applikationen, verändern sich fortlaufend durch klinische Erfahrung, pharmakologische Forschung und Änderung von Produktionsverfahren. Verlag und Autoren haben große Sorgfalt darauf gelegt, dass alle in diesem Buch gemachten Angaben dem derzeitigen Wissensstand entsprechen. Da jedoch die Medizin als Wissenschaft ständig im Fluss ist, da menschliche Irrtümer und Druckfehler nie völlig auszuschließen sind, können Verlag und Autoren hierfür jedoch keine Gewähr und Haftung übernehmen. Jeder Benutzer ist daher dringend angehalten, die gemachten Angaben, insbesondere in Hinsicht auf Arzneimittelnamen, enthaltene Wirkstoffe, spezifische Anwendungsbereiche und Dosierungen anhand des Medikamentenbeipackzettels und der entsprechenden Fachinformationen zu überprüfen und in eigener Verantwortung im Bereich der Patientenversorgung zu handeln. Aufgrund der Auswahl häufig angewendeter Arzneimittel besteht kein Anspruch auf Vollständigkeit.

Die Wiedergabe von Warenbezeichnungen, Handelsnamen und sonstigen Kennzeichen in diesem Buch berechtigt nicht zu der Annahme, dass diese von jedermann frei benutzt werden dürfen. Vielmehr kann es sich auch dann um eingetragene Warenzeichen oder sonstige geschützte Kennzeichen handeln, wenn sie nicht eigens als solche gekennzeichnet sind.

Es konnten nicht alle Rechtsinhaber von Abbildungen ermittelt werden. Sollte dem Verlag gegenüber der Nachweis der Rechtsinhaberschaft geführt werden, wird das branchenübliche Honorar nachträglich gezahlt.

Dieses Werk enthält Hinweise/Links zu externen Websites Dritter, auf deren Inhalt der Verlag keinen Einfluss hat und die der Haftung der jeweiligen Seitenanbieter oder -betreiber unterliegen. Zum Zeitpunkt der Verlinkung wurden die externen Websites auf mögliche Rechtsverstöße überprüft und dabei keine Rechtsverletzung festgestellt. Ohne konkrete Hinweise auf eine solche Rechtsverletzung ist eine permanente inhaltliche Kontrolle der verlinkten Seiten nicht zumutbar. Sollten jedoch Rechtsverletzungen bekannt werden, werden die betroffenen externen Links soweit möglich unverzüglich entfernt.

1. Auflage 2022

Alle Rechte vorbehalten
© W. Kohlhammer GmbH, Stuttgart
Gesamtherstellung: W. Kohlhammer GmbH, Heßbrühlstr. 69, 70565 Stuttgart
produktsicherheit@kohlhammer.de

Print:
ISBN 978-3-17-041408-2

E-Book-Formate:
pdf: ISBN 978-3-17-041409-9
epub: ISBN 978-3-17-041410-5

Inhalt

Vorwort **9**

1 Hochbegabung – ein Solotanz mit oder ohne Erfolg **11**
   1.1   Begabungen erkennen und fördern 11
   1.2   Intelligenz – eine variable Größe und ihre Bedeutung für die Entwicklung 12
   1.3   Hochbegabung ist nicht gleich Erfolg 13
   1.4   Woran kann man hochbegabte Kinder und Jugendliche erkennen? 14
   1.5   Die multiple Intelligenz – ein moderner Begriff 15
   1.6   Beispiele für sehr und hochbegabte Kinder und Jugendliche, die ihren Weg gehen 16
        1.6.1 Beatrice, die eine wissenschaftliche Laufbahn eingeschlagen hat 17
        1.6.2 Thomas, der gern viele Menschen um sich hat 18
        1.6.3 Jonas, ein technisch begabter Junge, der Erfinder werden will 18

2 Die Probleme sehr und hochbegabter Kinder und Jugendlicher **20**
   2.1   Erfahrungen aus 40 Berufsjahren als Kinderärztin, Kinder- und Jugendpsychiaterin sowie Verhaltens- und Familientherapeutin 20
   2.2   Voraussetzungen für eine unbeeinträchtigte Entwicklung von Kindern und Jugendlichen 21
   2.3   Hochbegabung kann Probleme bereiten 22
        2.3.1 Jan, 9 Jahre alt, unkonzentriert, überempfindlich, impulsiv mit Schulproblemen 23
        2.3.2 Corinna, 14 Jahre alt, schnell beleidigt, schüchtern und antriebsarm, hat eine Rechtschreibschwäche und Probleme mit dem Selbstwertgefühl 25
        2.3.3 Steve, 17 Jahre alt, Hauptschulabschluss, ohne eine Perspektive für seine Zukunft 27
   2.4   Underachievement – das Schicksal mancher Hochbegabter .. 30
   2.5   Lernen und Computer 31
   2.6   Frühförderung, eine wichtige Grundlage für spätere Erfolge 32

	2.7	Störungen der Wahrnehmungsverarbeitung	34
3		**Aufmerksamkeitsdefizitsyndrom bei Hochbegabung**	**36**
	3.1	Was bedeutet AD(H)S?	36
		3.1.1 Funktionsbeeinträchtigungen und Symptome von AD(H)S	37
		3.1.2 AD(H)S-Symptome...................................	39
	3.2	Bestimmung der Intelligenz – eine diagnostische Notwendigkeit	40
	3.3	Hochbegabte mit AD(H)S und deren ganz unterschiedlicher Symptomatik	41
		3.3.1 Was haben Hochbegabte mit AD(H)S gemeinsam? ...	41
		3.3.2 Einige Beispiele für eine ganz unterschiedliche Symptomatik bei Kindern und Jugendlichen mit AD(H)S und Hochbegabung:	42
		3.3.3 Hochbegabte mit Teilleistungsstörungen	47
	3.4	Lerntraining für Hochbegabte mit AD(H)S	50
4		**Eine hohe Begabung garantiert keinen Schulerfolg**	**52**
	4.1	Warum versagen sehr begabte Kinder und Jugendliche manchmal in der Schule und im Leben?	52
	4.2	Die Negativspirale am Beispiel von Simon, 17 Jahre alt, hochbegabt, hat ein ADS mit Lese-Rechtschreib-Schwäche und depressiver Verstimmung	55
	4.3	Die besondere Art der AD(H)S bedingten Verarbeitung von Informationen und ihre Auswirkung auf die intellektuelle Entwicklung	58
		4.3.1 Die Körperwahrnehmung	58
		4.3.2 Die große Bedeutung von Sport und Bewegung......	59
		4.3.3 Das Hören und die auditive Wahrnehmung	60
		4.3.4 Die Blicksteuerungsschwäche	63
		4.3.5 Die Visuomotorik ist beim AD(H)S sehr häufig beeinträchtigt	67
	4.4	Teilleistungsstörungen trotz sehr guter Begabung	69
		4.4.1 Therapie bei AD(H)S und Rechtschreibschwäche.....	71
		4.4.2 Rechenschwäche	73
		4.4.3 Arbeitsstörungen bei AD(H)S	75
	4.5	Störung der Merkfähigkeit	77
	4.6	Die emotionale Intelligenz	79
	4.7	Eigen- und Fremdanspruch und die Rolle der Eltern	82
	4.8	Die positiven Seiten des AD(H)S	85
5		**Frühförderung und Entwicklungsdiagnostik**	**88**
	5.1	Die große Bedeutung der motorischen Entwicklung	88
		5.1.1 Was beeinträchtigt die Entwicklung des Gehirns bei AD(H)S?	88

	5.1.2	Ein Training der Motorik fördert die Entwicklung ...	92
5.2	Symptomatik des AD(H)S im Vorschulalter		95
	5.2.1	AD(H)S-Symptome im Vorschulalter	96
	5.2.2	Fördernde Beschäftigungen im Kindergarten	98
5.3	Abweichungen vom normalen Entwicklungsverlauf		100
5.4	Überdurchschnittliche Intelligenz bei Vorschulkindern		102
5.5	Voraussetzungen für eine erfolgreiche Schulzeit		106
	5.5.1	Im kognitiven Bereich	106
	5.5.2	Im Leistungsbereich	107
	5.5.3	Im Verhaltensbereich	107
	5.5.4	Hochbegabte brauchen Sonderförderung	108

6 Selbstwertgefühl und soziale Kompetenz ... 111

6.1	Der hohe Selbstanspruch sehr begabter Kinder und Jugendlicher		111
6.2	Die große Bedeutung der sozialen Kompetenz und des Selbstwertgefühls		112
	6.2.1	Soziales Kompetenztraining	114
	6.2.2	Selbstwertgefühl und soziale Kompetenz sind eine Investition fürs Leben	115
6.3	Schulversagen beeinträchtigt das Selbstwertgefühl und die soziale Kompetenz		116
6.4	Die Fantasie als Ort der Erlebnisverarbeitung		118
	6.4.1	Frederic, 10 Jahre alt, aggressiv, hochbegabt, hat eine Lese-Rechtschreib-Schwäche	119
	6.4.2	Sebastian, hochbegabt 9 Jahre alt, impulsiv und mit sich unzufrieden	120
6.5	AD(H)S bedingte Komorbiditäten		126
6.6	Die Pubertätskrise		129
6.7	Die Psychodynamik autoaggressiver Handlungen		130

7 Die Notwendigkeit einer Behandlung von Kindern und Jugendlichen mit sehr hoher Begabung und ausgeprägtem AD(H)S ... 132

7.1	Das multimodale Behandlungsschema		132
7.2	Die kognitive Verhaltenstherapie		133
7.3	Die medikamentöse Therapie		134
7.4	Die Erziehung ein wichtiger Teil der Therapie		137
7.5	Psychischer Stress und seine Folgen		141
	7.5.1	Stress in der Schule	141
	7.5.2	Stress zu Hause	142
	7.5.3	Selbstverursachter Stress	142
	7.5.4	Möglichkeiten zur Vermeidung von stressauslösenden Situationen	143

8	Hochbegabte mit AD(H)S, deren Diagnostik und Behandlung – Beispiele aus der Praxis	144
8.1	Marcus, 13 Jahre alt, hochbegabt, unterfordert und verwöhnt, hat eine Impulssteuerungsschwäche, depressive Gedanken und psychosomatische Beschwerden	144
8.2	Christina, 14 Jahre alt, sehr begabt, AD(H)S, hat einen Reiferückstand in der Persönlichkeitsentwicklung und eine Selbstwertproblematik, neigt zu autoaggressiven Handlungen (Ritzen)	146
8.3	Adrian hochbegabt, psychosomatische Beschwerden, verweigert die Schule und zieht sich zurück	149
8.4	Maximilian, 14 Jahre alt, hochbegabt mit Lese-Rechtschreib-Schwäche, einen sozialen Reiferückstand mit oppositionellem Verhalten	151
8.5	Anja, 17 Jahre alt, hochbegabt mit einer Rechenschwäche, leidet unter Schulversagen, Ängsten, einer Selbstwertproblematik mit autoaggressivem Verhalten	155

Literatur für Eltern und Therapeuten ... **161**

Hilfreiche Internetadressen ... **163**

Wichtige Testverfahren ... **164**

Vorwort

In den letzten 20 Jahren wurde das ADS mit und ohne Hyperaktivität immer bekannter, es fand mehr wissenschaftliches Interesse, sodass auch nach dessen neurobiologischen Ursachen gesucht wurde. Inzwischen sprechen wir von einer AD(H)S-Spektrum-Störung, deren Spannbreite von einer Persönlichkeitsvariante mit vielen möglichen Vorteilen, die den Betroffenen auch große Fähigkeiten verleihen, bis hin zur psychiatrischen Erkrankung reicht. Noch vor ca. 20 Jahren war man der Überzeugung, dass Hochbegabung und AD(H)S sich einander ausschließen. Erst durch die in der Praxis gemachten Erfahrungen; sowie durch neue wissenschaftliche Erkenntnisse über AD(H)S und Hochbegabung in den letzten Jahren änderte sich diese Sichtweise grundlegend. Inzwischen zeigt sich, dass es diese Kombination von AD(H)S und Hochbegabung wahrscheinlich häufiger gibt als bisher bekannt. Erste Hinweise, noch ganz vorsichtig geäußert, lassen vermuten, dass Kinder und Jugendliche mit AD(H)S im Vergleich zu gleichaltrigen Nichtbetroffenen im Durchschnitt möglicherweise ein etwas höheres Intelligenzniveau haben könnten. Weil aber AD(H)S-Betroffene mit ausgeprägter Symptomatik nicht immer sofort auf ihre vorhandenen Fähigkeiten zurückgreifen können und eine Vielzahl recht unterschiedlicher Defizite Leistung und Verhalten negativ beeinflussen, wird letztendlich ohne entsprechende Behandlung deren Intelligenzquotient in der Bewertung niedriger ausfallen.

Hochbegabte zeichnen sich durch ein hohes Potenzial an Wissen und Leistungsfähigkeit aus, aber unter ihnen gibt es schon lange eine Gruppe, die vielfach als sozial schwierig und emotional labil beschrieben wird. Gerade diese Gruppe von Hochbegabten waren meine Patienten[1]; ihre Problematik und deren Ursache machte ich zum Mittelpunkt meiner ärztlichen Arbeit. Durch eine intensive Beschäftigung mit dieser Personengruppe konnte ich als Ursache für ihr dysharmonisch agierendes Verhalten und ihre Schwächen im Leistungsbereich sehr häufig eine AD(H)S-Spektrum-Störung als eigentliche Ursache diagnostizieren und behandeln. Dabei sehe ich das AD(H)S nicht nur als Krankheit, sondern als eine Persönlichkeitsvariante an, die bei ausgeprägter Symptomatik unerkannt und unbehandelt zur Krankheit werden kann, aber bei geringer Symptomatik oder nur als erblich bedingte Veranlagung durchaus die Betroffenen zu außergewöhnlich großen Leistungen befähigt.

Deshalb will ich mit diesem Buch darüber informieren, wie und warum beeinträchtigt AD(H)S die Hochbegabung, was für Probleme haben die Betroffenen und

---

1 Zugunsten einer lesefreundlichen Darstellung wird in der Regel die neutrale bzw. männliche Form verwendet. Diese gilt für alle Geschlechtsformen (weiblich, männlich, divers).

wie ihnen geholfen werden kann. Mit vielen konkreten Beispielen aus meiner Praxis bei der Behandlung von Kindern und Jugendlichen mit Hochbegabung und AD(H)S beschreibe ich ihre unterschiedliche Problematik. Hochbegabte mit AD(H)S werden als solche fast nie erkannt, dabei leiden gerade sie besonders stark unter einer ausgeprägten AD(H)S-Symptomatik.

Während ich in meinem 2004 geschriebenen Buch »Kinder und Jugendliche mit Hochbegabung – Erkennen, stärken, fördern, damit Begabung zum Erfolg führt«, schon auf den Zusammenhang von Hochbegabung und AD(H)S hinwies, können jetzt neue Erkenntnisse in der Neurobiologie des AD(H)S meine schon damals in der Praxis gemachten Erfahrungen unterstützen. Deshalb möchte ich mit diesem Buch den Betroffenen, ihren Eltern, den Therapeuten und Lehrern erklären, wann man an ein AD(H)S denken sollte und warum Leistungsfähigkeit und Verhalten von Kindern und Jugendlichen trotz sehr guter Intelligenz durch AD(H)S beeinträchtigt werden. Da Hochbegabung durch einen Intelligenzquotienten von mindestens 130 definiert wird, fällt gerade dieser Quotient in einigen Bereichen AD(H)S-bedingt niedriger aus. Erst eine erfolgreiche Behandlung des AD(H)S zeigt dann die wahre Höhe des Intelligenz-Quotienten, weil deren therapeutische Strategien den Punktwert vom Handlungsteil verbessert. Deshalb ist eine frühzeitige Diagnostik mit entsprechender Behandlung wichtig, damit die Betroffenen von ihren vorhandenen Fähigkeiten unbeeinträchtigt profitieren können. Wie AD(H)S die eigentlich vorhandene Intelligenz negativer erscheinen lässt, wie man AD(H)S mit und ohne Hyperaktivität diagnostiziert und behandelt, ist der Inhalt dieses Buches. Hochbegabte stellen an sich und an ihr soziales Umfeld besondere Anforderungen, denen muss man sich als Therapeut stellen, um ihr Vertrauen zu erlangen. Dazu sind Einfühlungsvermögen, Kenntnisse und Überzeugungskraft wichtige Voraussetzungen für eine erfolgreiche Therapie, denn jede noch so kleine Unsicherheit des Therapeuten spürt ein Hochbegabter mit AD(H)S sofort.

Mainz, im Sommer 2022
Dr. med. Helga Simchen

1 Hochbegabung – ein Solotanz mit oder ohne Erfolg

Schon einige Jahre vor der Einschulung begeistert so manches Kind durch seinen großen Wissensdrang, seine ständigen Fragen nach dem Warum, durch seine fließende Sprache mit großem Wortschatz und seine überraschende Kreativität. Es will alles erklärt haben, begreift sehr schnell, ist pfiffig und neugierig zugleich, merkt sich jede Kleinigkeit. Es ist an allem Neuen interessiert und will aus eigenem Antrieb schon vor der Einschulung rechnen, lesen oder schreiben. Alles deutet auf eine sehr hohe Intelligenz hin, die eine erfolgreiche Schullaufbahn mit einem zufriedenen und selbstbewussten Kind verspricht.

Andere Kinder dagegen fallen durch außerordentliche Fähigkeiten auf einem oder mehreren Gebieten auf. Sie können z. B. gut turnen, Fußball spielen, singen ein Instrument spielen oder sie entwickeln technische Fähigkeiten. Wir sprechen dann von besonderen Begabungen.

1.1 Begabungen erkennen und fördern

Als Begabung bezeichnet die Psychologie die Summe der angeborenen außerordentlichen Fähigkeiten. Sie ist die Voraussetzung für das Erbringen überdurchschnittlicher Leistungen im schulisch-wissenschaftlichen, praktisch-technischen oder künstlerisch-kreativen Bereich. Der Begriff »Talent« beschreibt einzelne angeborene überdurchschnittliche Fähigkeiten für ein begrenztes Gebiet. Talent an sich ist von der Höhe des Intelligenzquotienten unabhängig, profitiert aber nicht unwesentlich davon die Anteile von Veranlagung und Umwelteinflüssen sind dabei individuell unterschiedlich.

Es gibt verschiedene Begabungs- oder auch Fähigkeitsbereiche (Talente), die einzeln oder in Kombination vorkommen können, wobei allein die intellektuellen Fähigkeiten den klassischen Begriff der Intelligenz prägen. Inzwischen wurde noch der Begriff der multiplen Intelligenz eingeführt, der Fähigkeiten umfasst, die berufliche Erfolge und Karrieren begünstigen. Dazu gehören etwa Eigenschaften, die für leitende Tätigkeiten und im Personalmanagement von Vorteil sind.

Menschen können auf einzelnen Gebieten herausragende Fähigkeiten erreichen, die nicht unbedingt mit einer überdurchschnittlichen Intelligenz korrelieren. Solche Begabungen gibt es:

- im sozialen Bereich
- in der Musik, als musische Fähigkeiten
- in künstlerischen Bereichen wie Malerei oder Bildhauerei
- als schauspielerische Fähigkeiten
- als dichterische Fähigkeiten
- als sportliche Fähigkeiten

Alle diese Fähigkeiten werden im allgemeinen Sprachgebrauch mit dem Begriff Begabung gleichgesetzt und können mit mehr oder weniger Intelligenz kombiniert sein. Auch wenn hohe Intelligenz keine zwingende Voraussetzung ist, so ist sie doch immer für alle Fähigkeitsbereiche förderlich.

1.2 Intelligenz – eine variable Größe und ihre Bedeutung für die Entwicklung

Der deutsche Psychologe William Stern definierte 1920 den Begriff der Intelligenz mit der Fähigkeit, abstrakt und analytisch denken zu können, und legte den Intelligenzquotienten (IQ) als das Verhältnis des Intelligenzalters zum Lebensalter mal 100 fest. Das bedeutet, dass der errechnete Intelligenzquotient einer Person immer dem statistischen Mittelwert der Intelligenzleistung ihrer Altersgruppe entspricht. Der durchschnittliche IQ liegt also bei 100.

Es gibt viele Definitionen des Begriffes Intelligenz, aber folgende kommt den Erkenntnissen der aktuellen Forschung am nächsten:

> Intelligenz ist die angeborene Fähigkeit, durch Erkennen von Gesetzmäßigkeiten und Regeln geistige Leistungen zu erbringen, mit deren Hilfe neue Aufgaben und Anforderungen optimal gelöst werden können. D. h. also, sich in neuen Situationen und Aufgaben mithilfe des eigenen Denkvermögens zurechtzufinden, ohne dass bereits spezielle Erfahrungswerte vorliegen.

Die Intelligenz ist die wichtigste Voraussetzung, um den Anforderungen in der Schule und im Leben gerecht zu werden. Aber Intelligenz allein reicht nicht, um das Leben in seiner Vielfalt meistern zu können. Intelligenz ist im Wesentlichen angeboren, sie wird durch Eigenschaften wie Flexibilität, Kreativität und Eigenmotivation beeinflusst, also durch Eigenschaften, die zum größten Teil durch soziales Umfeld, Erziehung und gemachte Erfahrungen erworben werden.

Intelligenz ist in ihrer Verwirklichung abhängig von verschiedenen anlage- und umweltbezogenen Faktoren; die wichtigsten sind:

- die Fähigkeit der Gefühlssteuerung
- die Merkfähigkeit
- die Aufmerksamkeit
- die Fähigkeit zur Motivation zum Lösen von Aufgaben
- der Antrieb und die Freude am Lernen und innovativen Denken
- die Wahrnehmungsfähigkeit und deren optimale Verarbeitung
- das Sprachvermögen und die sprachliche Ausdrucksfähigkeit
- der innere Drang, alles zu hinterfragen und überall nach Gesetzmäßigkeiten zu suchen
- das Arbeitstempo und die Arbeitsorganisation
- die altersentsprechende Entwicklung motorischer Fähigkeiten

Dazu kommen noch vielfältige Umweltfaktoren, die von Geburt an wirken und die Entwicklung der Persönlichkeit lebenslang fördern oder beeinträchtigen.

> Zusammenfassend ist für ein erfolgreiches Umsetzen der Intelligenz entscheidend:
>
> - die Höhe des mit einem standardisierten Test festgestellten Intelligenzquotienten (IQ)
> - das Maß an Flexibilität und Kreativität
> - Eigenmotivation und Freude an der Wissensaneignung
> - die Fähigkeit, Gelerntes zu abstrahieren und Gesetzmäßigkeiten zu erkennen

1.3 Hochbegabung ist nicht gleich Erfolg

> Kinder und Jugendliche, die einen IQ von über 130 haben, gelten als hochbegabt. Dies trifft auf etwa 2,2 % der Bevölkerung zu.

Interessant ist, dass bei Kindern und Jugendlichen mit einem Aufmerksamkeitsdefizitsyndrom (AD(H)S) der prozentuale Anteil an Hochbegabten deutlich höher zu liegen scheint, wie es Erfahrungen aus der Praxis zeigen. Zu diesem Ergebnis kamen in den vergangenen Jahren auch verschiedene voneinander unabhängige Untersuchungen.

Gerade die Schullaufbahn der hochbegabten Kinder und Jugendlichen mit AD(H)S beweist, dass der Intelligenzquotient allein keine Aussagefähigkeit über das kognitive und soziale Leistungsvermögen besitzt. Denn trotz intensiver Anstrengung in der Schule werden manchmal Leistungen erbracht, die nicht dem Intelligenzniveau entsprechen, worunter die Kinder natürlich psychisch leiden. Durch die Spezialisierung einzelner Therapeuten und Einrichtungen auf die Behandlung von diesen Kindern und Jugendlichen zeigt sich zunehmend, dass die Betroffenen mit AD(H)S im Allgemeinen einen höheren Intelligenzquotienten haben als der Durchschnitt der Bevölkerung, nur dass sie aufgrund ihrer Beeinträchtigung nicht immer davon profitieren können. Dieser Sachverhalt wurde bisher schon von einigen Autoren beschrieben (Rossi 2001; Neuhaus 2003). Erklären lässt sich dieses Phänomen möglicherweise damit, dass das Gehirn der Kinder mit AD(H)S von Geburt an einem viel größeren Angebot von Informationen ausgesetzt ist und sich dadurch viel mehr Nervenzellen zu viel mehr Nervenbahnen vernetzen, wodurch die Zentren im Langzeitgedächtnis mehr Informationen erhalten und abspeichern können.

Es ist schon lange bekannt, dass hochbegabte Menschen oftmals nur mittelmäßige oder gar schlechte schulische und berufliche Leistungen erbringen. Dafür gibt es sehr unterschiedliche Ursachen und Erklärungen. Diese Menschen werden in der Hochbegabtenforschung »Underachiever« genannt, was so viel bedeutet wie »unter ihren Möglichkeiten bleibend«.

> Hochbegabung ist von Talent zu unterscheiden, d. h. Menschen, die auf einem Gebiet etwas Außergewöhnliches zu leisten vermögen, müssen nicht hochbegabt sein; sie haben ein besonderes Talent oder eine besondere Begabung auf einem Gebiet. Ein Hochbegabter muss nicht unbedingt über große Fähigkeiten auf einem Gebiet verfügen, aber seine intellektuellen Fähigkeiten müssen herausragend sein.

1.4 Woran kann man hochbegabte Kinder und Jugendliche erkennen?

Sehr begabte Kinder und Jugendliche verfügen über eine Vielzahl von Fähigkeiten, die in ihrer Gesamtheit mit der Höhe der Intelligenz korrelieren.

An folgenden Fähigkeiten kann man Hochbegabte erkennen:

- sie haben einen schnellen, meist frühen Spracherwerb
- ihre statomotorische Entwicklung ist altersgemäß oder beschleunigt
- sie haben eine hohe Lerngeschwindigkeit und großes Interesse an Problemlösungen
- ihre Denkweise ist kreativ und produktiv, sie suchen nach kausalen Zusammenhängen
- sie beschäftigen sich gern und intensiv mit Symbolen
- sie haben vielseitige Interessen

- sie haben ein hohes Konzentrations- und Beharrungsvermögen bei meist selbst gestellten Aufgaben
- sie haben ein sehr gutes Gedächtnis
- sie können Unwichtiges ausblenden und sich strukturieren
- sie setzen sich Ziele, die sie beharrlich verfolgen
- sie können sich und andere gut einschätzen
- sie haben einen hohen Anspruch an sich selbst, aber auch an ihre Eltern und Lehrer
- sie verfügen über eine überdurchschnittliche Urteils-, Kritik- und Wahrnehmungsfähigkeit
- sie handeln selbständig und eigenverantwortlich
- sie reagieren emotional angepasst

1.5 Die multiple Intelligenz – ein moderner Begriff

Der Hamburg-Wechsler-Intelligenztest (HAWIK) erfasst viele Fähigkeiten nicht. Er kann genauso wie eine Schulnote keine Voraussage für Lebenserfolg, Problemlösefähigkeit und Zufriedenheit geben. Weil also die Höhe der üblicherweise ermittelten und standardisierten Intelligenzquotienten nach HAWIK oder Kaufmann (Kaufmann Intelligenztest (K-ABC)) nicht immer mit dem Erfolg im Leben übereinstimmt, entwickelte der Psychologe Howard Gardner von der Harvard-Universität in Boston vor gut zwanzig Jahren den Begriff der »multiplen Intelligenz«, der neben klassischen Intelligenzmerkmalen auch soziale und emotionale Fähigkeiten umfasst. Daher ist bei der multiplen Intelligenz nicht mehr die Höhe des IQ entscheidend, sondern die sozialen und emotionalen Stärken, die erfahrungsgemäß den beruflichen oder privaten Erfolg ermöglichen. Dieses Modell berücksichtigt auch die Erfahrungen von Daniel Goleman, einem klinischen Psychologen der gleichen Universität.[2] Gardner und Goleman fanden in Studien heraus, dass der Intelligenzquotient für die berufliche Entwicklung im späteren Leben nur etwas über 20 % beträgt, denn dann sind emotionale und besondere soziale Fähigkeiten wichtiger.

Die wichtigsten Eigenschaften emotionaler Intelligenz:

- psychische Stabilität
- sich selbst und andere motivieren zu können
- seine Gefühle unter Kontrolle zu haben

---

[2] Goleman arbeitete lange als verantwortlicher Redakteur für Psychologie und Neurowissenschaften bei der »New York Times« und schrieb 1995 den empfehlenswerten Bestseller »Der EQ und die emotionale Intelligenz«.

- sich durch Niederlagen und Frust nicht beeinflussen zu lassen
- die Gefühle anderer zu erfassen, beeinflussen und steuern zu können

Die soziale Intelligenz, die nach Gardner auch als interpersonelle Intelligenz bezeichnet wird, setzt ein gutes Selbstwertgefühl voraus und umfasst folgende Fähigkeiten:

- Gruppen organisieren und führen zu können
- sich in andere Menschen hineinversetzen zu können
- die Wünsche und Ziele anderer zu erfassen und auszusprechen
- durch Zuverlässigkeit andere überzeugen und mitreißen zu können
- Lösungswege aufzuzeigen
- Körpersprache zu beherrschen
- eigene Interessen in Übereinstimmung mit sozialen Normen und mit Rücksicht auf andere durchzusetzen

Nach Gardner wird die Höhe der multiplen Intelligenz durch die genetische Veranlagung, durch sozial und emotional gelerntes Verhalten, durch kulturelle Einflüsse und durch Bildung bestimmt. Entscheidend ist dabei die Summe bzw. das Zusammenspiel dieser Faktoren. Gardners Ansatz ist ein plausibles Modell, das sich an der Praxis orientiert und sich dort auch bestätigt.

1.6 Beispiele für sehr und hochbegabte Kinder und Jugendliche, die ihren Weg gehen

Hochbegabte, die uneingeschränkt über ihre Intelligenz verfügen können, genießen ihre Erfolge und die daraus resultierende Anerkennung. Dadurch entwickeln sie ein gutes Selbstwertgefühl und soziale Kompetenz, die wiederum Voraussetzung für ein Erfolg versprechendes Persönlichkeitsprofil sind.

Hochbegabte Kinder und Jugendliche, die diesen Weg gehen bzw. gehen konnten, sind psychisch stabil, können sich von anderen abgrenzen, entscheiden und handeln wohlüberlegt und zukunftsorientiert. Sie können Kritik annehmen, konstruktiv damit umgehen sowie Niederlagen angemessen verarbeiten und sie als eine Herausforderung ansehen.

Auch können Hochbegabte rational denken und ihre Gefühle bewusst steuern. Sie akzeptieren Grenzen und setzen sich selbst welche. Tatsachen, die unabänderlich sind, werden akzeptiert, unnütze Gedanken um ein Warum und Weshalb können gestoppt werden. Eine hohe soziale Kompetenz befähigt sie dazu, ihre eigenen Ziele mit Rücksicht auf die Interessen anderer durchzusetzen. Sie wissen, was sie wollen, und schmieden Pläne, wie ihre Ziele am besten zu erreichen sind, wenn möglich mit dem geringsten Aufwand.

Solche Schicksale verlaufen leise, fast unauffällig in allen Lebensbereichen, bis dann fast ohne Ankündigung die besonderen Fähigkeiten zu Tage treten. Hochbegabte brauchen eher Ruhe, um sich zu entwickeln, sie meiden Lärm und Rummel um ihre Person. Sie sind nicht auf Motivation von außen angewiesen, sondern kennen ihre Fähigkeiten und können sich auf sie verlassen. Sie setzen sich realistische Ziele, die sie auch erreichen, wenn nicht auf geradem Weg, dann auch mithilfe eines Umweges. Zielstrebigkeit, Fleiß, Flexibilität und Beharrlichkeit sind ihre Stärken. In der Entwicklung hochbegabter Kinder lassen sich die Kriterien der multiplen Intelligenz, wie sie Gardner beschrieb, durchaus nachweisen.

Aber trotzdem stehen Eltern hochbegabter Kinder und Jugendlicher genau wie alle anderen vor der entscheidenden Frage: »Welchen Bildungsweg soll mein Kind einschlagen; was soll mein Kind beruflich am besten machen?« Hochbegabte haben oft so viele Fähigkeiten und Interessen, dass die Entscheidung schwerfällt. Aber gerade von der richtigen Entscheidung zum richtigen Zeitpunkt hängt vieles ab.

> Die Hochbegabung als angeborenes Persönlichkeitsmerkmal entwickelt sich aus dem Wechselspiel von Veranlagung, Umwelteinflüssen und gemachten Erfahrungen im Verlauf des Lebens weiter.

1.6.1 Beatrice, die eine wissenschaftliche Laufbahn eingeschlagen hat

Beatrice ist ein hochbegabtes Mädchen, das ohne Probleme durch die Schulzeit kommt. Sie hat fast immer nur sehr gute Noten, ist sehr sportlich und gilt als ein Talent für Leichtathletik. Außerdem spielt sie Klavier, bekommt Unterricht am Konservatorium und nimmt Gesangsstunden. Nachdem sie die Schule und das Konservatorium mit »sehr gut« abgeschlossen hat, steht Beatrice vor der Frage: »Soll ich Pianistin werden oder ein naturwissenschaftliches Fach studieren?«. Nach reiflicher Überlegung trennt sie sich von ihrem liebgewonnenen Hobby und studiert Medizin, ein breit angelegtes Fach mit bleibender Bedeutung und Perspektiven. Sie ist vom Studium begeistert und habilitiert sich bereits wenige Jahre nach Abschluss der Facharztausbildung. In diesem Fall war also der Entschluss, nicht Pianistin zu werden, richtig, sie fühlte sich zu beidem berufen, konnte aber nur eins zum Beruf wählen. Ihre innere Stimme half bei der Beantwortung der Fragen »Bin ich ein Gefühlsmensch oder eher rational veranlagt, übe ich gern Fingerfertigkeit oder lese und lerne ich lieber, um kreative Ideen zu entwickeln?«, »Mit welchem Beruf kann ich mein Leben besser planen?«. Sie entscheidet sich schließlich für ein Medizinstudium mit wissenschaftlicher Laufbahn, da es sie fasziniert, sich immer neuen Forschungsaufgaben zu stellen.

1.6.2 Thomas, der gern viele Menschen um sich hat

Thomas ist ein hochbegabter sportlicher Junge, der zunächst unbedingt ein großer Fußballspieler werden will. Fußball ist seine Welt, er spielt bereits in der Jugendmannschaft eines Oberligavereines; die Schule ist Nebensache, trotzdem hat er gute bis befriedigende Zensuren. Schon in der 10. Klasse wird ihm klar, dass es wie überall harte Konkurrenz und Beziehungen gibt, und wechselt den Verein, weil er glaubt, ungerecht bei der Auswahl behandelt zu werden. Thomas beginnt, sich neu zu orientieren, spielt weiterhin Fußball, jedoch ohne das unbedingte Ziel, einmal in die Bundesliga zu kommen, und konzentriert sich auf das Abitur, um den gewünschten Studienplatz zu bekommen. In der Schule profitiert Thomas von seiner guten Beobachtungsgabe, seinem Einfühlungsvermögen und seinem großen Einfluss auf die Klassenkameraden. Er verfügt über gute soziale Eigenschaften, wahrscheinlich als Folge des jahrelangen Mannschaftssportes mit hoher Anforderung an den Teamgeist. Er ist Klassensprecher und Vertrauter seiner Mitschüler. Für ihn kommt nur der Beruf des Psychologen infrage. Mit seinem sehr guten Abitur bekommt er gleich einen Studienplatz, hat Freude am Studium, aber auch an vielen Geselligkeiten und sportlichen Aktivitäten, die die Universität bietet. So trainiert er Langlauf und nimmt am Marathon-Lauf teil. Trotz seiner Hochbegabung und eines guten Examens hat er genug vom Lernen und will sich jetzt der Praxis der Menschen zuwenden. Er wird ein sehr gefragter Psychologe mit einem großen Freundeskreis und einer Familie mit drei Kindern. Er genießt das Leben mit der Familie, den Freunden, den Patienten und deren Anerkennung. In die Wissenschaft zieht es ihn nicht, in der Praxis arbeitet er erfolgreich, aber mit weniger Anstrengung und mit viel mehr Freizeit. Er möchte um keinen Preis auf diese schönen Seiten des Lebens verzichten.

1.6.3 Jonas, ein technisch begabter Junge, der Erfinder werden will

Jonas ist hochbegabt und langweilt sich in der 1. Klasse. Er ist sehr fleißig, wissbegierig und lernt gern. Von der Idee, die 2. Klasse zu überspringen, ist er begeistert, seine Lehrerin hält das für möglich und würde es befürworten, seine Eltern sehen das eher skeptisch und müssen erst überzeugt werden. Sie glauben, der Junge sei damit überfordert. Als die Überprüfung der Intelligenz mit zwei Verfahren Werte ergibt, die für Hochbegabung sprechen, stimmen die Eltern dem Wunsch des Jungen zu. Sie helfen ihm, den Stoff der 2. Klasse in den großen Ferien zu erarbeiten, was keiner großen Anstrengung bedarf. Jonas ist motiviert, arbeitet jeden zweiten Vormittag in den Ferien und freut sich auf die 3. Klasse. Er hat immer noch Zeit, seinem Hobby, der Technik, nachzugehen. Mit drei Jahren nahm er schon technische Geräte zum Entsetzen seiner Mutter auseinander und sammelte Ersatzteile, auch wenn sie noch so verrostet waren. Daraus baute er Flugzeuge und Schiffe, um sie später einmal mit einer Funkfernsteuerung in Bewegung zu setzen.

Seitdem die Eltern wissen, dass Jonas hochbegabt ist, gehen sie ganz anders mit ihm um. Der Vater, ein Physiker, erklärt ihm Zusammenhänge und sagt kaum noch

1.6 Beispiele für sehr und hochbegabte Kinder und Jugendliche, die ihren Weg gehen

»das verstehst du jetzt nicht, da bist du noch zu klein«. Jonas will alles wissen und alles können. So lernt er das Morse-Alphabet und von der Mutter die englische Sprache. Er hatte im Urlaub bewundert, wie sie sich mit den Leuten so gut auf Englisch unterhalten konnte, während er kein Wort verstand.

Die 3. Klasse ist für Jonas zunächst eine Herausforderung, er freut sich über jede gute Note. Jetzt besucht er die 4. Klasse und gehört wieder zu den Leistungsstärksten, ohne viel lernen zu müssen. Er freut sich auf das Gymnasium, denn er will unbedingt das Abitur machen und dann Techniker werden, am liebsten Weltraumraketen konstruieren oder Astrophysiker werden.

> Was zeichnet leistungsstarke Menschen aus?
>
> - Sie arbeiten ergebnisorientiert
> - Sie wollen sich immer verbessern
> - Sie sind kreativ und suchen ständig nach neuen Informationen
> - Lernen versetzt sie in den Zustand des »Fließens«
> - Sie denken und handeln vorwiegend rational und haben ihre Gefühle unter Kontrolle
> - Sie können über ihre Fähigkeiten jederzeit erfolgreich verfügen
> - Ihre gute Wahrnehmungsfähigkeit erlaubt ihnen kalkulierbare Risiken

In den folgenden Kapiteln möchte ich von Kindern und Jugendlichen berichtet, die im Gegensatz zu den eben beschriebenen Beispielen mit sich und ihrer Umwelt unzufrieden sind. Auch sie wünschen sich, Erfolg und Anerkennung, was ihnen trotz Anstrengung nicht gelingt und auch aus ganz bestimmten Gründen nicht gelingen kann. Denn sie leiden an einem Aufmerksamkeitsdefizitsyndrom (AD(H)S) mit oder ohne Hyperaktivität, welches ihre Leistungsfähigkeit und damit auch ihr Selbstwertgefühl trotz Hochbegabung beeinträchtigt.

2 Die Probleme sehr und hochbegabter Kinder und Jugendlicher

»Was du in anderen Menschen entzünden willst, muss in dir selbst brennen.«
(Augustinus Aurelius)

2.1 Erfahrungen aus 40 Berufsjahren als Kinderärztin, Kinder- und Jugendpsychiaterin sowie Verhaltens- und Familientherapeutin

Es ist eine bekannte Tatsache, dass manche Kinder, Jugendliche und Erwachsene mit sehr guter Begabung oder Hochbegabung in der Schule und im Beruf unter ihren Möglichkeiten bleiben oder gar versagen. Begründungen für die Probleme Hochbegabter gibt es viele, doch ich habe versucht, angeregt durch meine Arbeit mit Betroffenen, die alle Probleme im Leistungs- und Verhaltensbereich oder in der sozialen Eingliederung hatten, für jeden die Ursache und damit eine mögliche Erklärung zu finden. Dabei stieß ich immer wieder auf eine Kombination konkreter Faktoren, die die Entwicklung dieser Kinder und Jugendlichen beeinträchtigten. In den meisten Fällen hatten diese Kinder und Jugendlichen ein bisher noch nicht diagnostiziertes AD(H)S, besonders häufig vom unaufmerksamen Typ.

Bei meiner Analyse halfen mir meine vielseitige berufliche Ausbildung, meine lange Berufserfahrung und das Interesse, meine Erfahrungen mit den neuen Erkenntnissen der medizinischen Fachliteratur zu vergleichen und auf diese Weise Anregungen für neue Sichtweisen zu bekommen.

Meine Ausbildung begann als Fachärztin für Kinderkrankheiten mit der Spezialisierung auf die Behandlung von Früh- und Neugeborenen. Nach der Beschäftigung mit den Ursachen von Entwicklungsstörungen und Verhaltensauffälligkeiten folgte die Ausbildung zur Fachärztin für Kinder- und Jugendpsychiatrie und Neurologie. Dort waren es die Lern- und Verhaltensstörungen und deren Behandlung, mit denen ich mich wissenschaftlich beschäftigte.

In der ambulanten Tätigkeit seit 1995 in Mainz waren meine Arbeitsschwerpunkte die verschiedenen Ursachen von Lern- und Verhaltensstörungen, Schulversagen und deren Behandlung. Deshalb kamen auch viele Kinder und Jugendliche in meine Sprechstunde, die trotz sehr hoher Intelligenz und Anstrengung nicht den Anforderungen der Schule und des Lebens gerecht wurden und darunter litten.

Bei der Ursachensuche für Auffälligkeiten im Verhaltens- und Leistungsbereich bei Hochbegabten stellte ich mir folgende Fragen:

- Was sind die Ursachen für selbst empfundenes Versagen sowohl im Leistungs- als auch im Verhaltensbereich und wie kann man den Betroffenen helfen?
- Wo liegen hier die Defizite und wie können diese verhindert und beseitigt werden?
- Warum profitieren die einen von ihrer Hochbegabung, während sie bei den anderen gar nicht erst vermutet wird?

2.2 Voraussetzungen für eine unbeeinträchtigte Entwicklung von Kindern und Jugendlichen

Für eine störungsfreie Entwicklung von Kindern und Jugendlichen sind folgende Faktoren entscheidend:

- die optimale Nutzung von Prägungsphasen
- eine den Anforderungen des Kindes individuell angepasste Erziehung mit Verinnerlichung gesellschaftlicher Normen
- psychische Stabilität
- die Anerkennung und Akzeptanz der anderen
- die Vorbildwirkung der Erzieher

Kann das Kind oder der Jugendliche seine ihm angeborenen Fähigkeiten voll nutzen, führt der jedem Kind angeborene Drang zum Lernen zu Anerkennung und Erfolg. Dadurch wird das Kind motiviert, weiter zu lernen, um neue Erfolge zu haben. Aus dieser Spirale geht ein sicheres Selbstvertrauen für die eigene Leistungsfähigkeit hervor. Ein solches Kind entwickelt keine Versagensängste, da es, wenn es etwas nicht kann, übt, lernt und es dann kann. Ein Kind, dem diese Überzeugung jedoch aufgrund negativer Erfahrungen fehlt, beginnt im Laufe der Zeit immer mehr an sich und seinen Fähigkeiten zu zweifeln und gerät bei den geringsten Anforderungen schon in Stress. Es weiß und spürt, dass es das von ihm Geforderte nicht bewältigen kann. Seine Leistungsfähigkeit wird durch Versagensangst blockiert, da jeder Mensch seinen ganz persönlichen Anspruch an sich und seine Umwelt entwickelt.

Wie aber können die angeborenen und erworbenen Fähigkeiten auch optimal genutzt werden, damit sie nicht verkümmern und es nicht zu Fehlentwicklung und Aggressivität kommt? Warum versagen hochbegabte Kinder und Jugendliche in der Schule und welchen Einfluss nimmt das auf ihre psychische Entwicklung?

Eine noch so hohe Intelligenz reicht also nicht immer aus, um im Leben erfolgreich zu sein. Was aber ist es dann?

Kinder, die von psychisch instabilen, unsicheren und inkonsequenten Eltern erzogen und verwöhnt werden, entwickeln sich oft zu egoistischen Tyrannen. Negative Erinnerungen an die eigene Kindheit veranlassen solche Eltern, bei den eigenen Kindern alles anders und besser machen zu wollen. Doch häufig erreichen sie mit ihrem verwöhnenden Erziehungsstil genau das Gegenteil. Wollen sich Eltern aus Büchern und Zeitschriften informieren, wie man »richtig« erzieht, so werden sie meist noch mehr verunsichert, da es immer wieder neue »Theorien« über die »richtige« Kindererziehung gibt. Manchmal gleicht Erziehung mehr einem Experimentieren, weil den Eltern nicht klar ist, was Erziehung eigentlich bedeutet und wie sie erfolgreich sein kann.

> Eine gute Erziehung lässt sich an der sozialen Kompetenz, der Zuverlässigkeit, der Leistungsbereitschaft, der Selbständigkeit und der Verinnerlichung gesellschaftlicher Normen der zu Erziehenden messen.

Auch die verantwortlichen Berater für Bildungspolitik und Erziehungswissenschaften tragen manchmal zu keiner Klärung bei, sondern verunsichern die Eltern durch immer neue Ideen und Theorien von »Spezialisten«.

> Eine gute Erziehungs- und Bildungspolitik wird immer am Kenntnisstand und am Sozialverhalten der Kinder und Jugendlichen gemessen. Dabei ist die eigentliche Ursache mangelnder Bildung nicht primär bei den Kindern und Jugendlichen zu suchen, sondern bei der Vermittlung von Bildung, der Vorbildfunktion der Erwachsenen, der Förderung und den Anforderungen, die an die Kinder gestellt werden.
>
> Denn Erziehung erfolgt in erster Linie durch Vorbildwirkung und nicht allein durch Reden!

2.3 Hochbegabung kann Probleme bereiten

Im Folgenden schildere ich typische Schicksale von drei meiner Patienten mit Hochbegabung und AD(H)S. Alle drei Betroffene hatten im Raven-Matrizentest, den ich grundsätzlich bei allen AD(H)S-Patienten mache, einen Wert von über 130. Dieser Test umfasst sprachfrei das allgemeine Intelligenzniveau mit dem Schwerpunkt auf abstraktes Denkvermögen. Im Intelligenztest nach HAWIK war oft eine große Diskrepanz zwischen dem Verbal- und Handlungsteil vorhanden, die AD(H)S bedingt war und sich unter der Behandlung verringerte und sich beide Werte sogar anglichen.

2.3.1 Jan, 9 Jahre alt, unkonzentriert, überempfindlich, impulsiv mit Schulproblemen

Jan ist neun Jahre alt und besucht die 4. Klasse. Aufgrund seiner geistigen Entwicklung – er war den Gleichaltrigen weit voraus und langweilte sich im Kindergarten – wurde er mit fünf Jahren auf Empfehlung des Kindergartens eingeschult. Von der Schule ist Jan zunächst begeistert und gehört zu den Besten seiner Klasse. Allerdings werden die Hausaufgaben immer mehr zum Problem. Jan kann und will einfach nicht anfangen, die Hausaufgaben zu erledigen und schreibt sehr schlecht. Er ist mit sich sehr unzufrieden, weint schnell, schreit viel, kann sich nicht beruhigen und braucht stundenlang, bis die Aufgaben endlich fertig sind. Deshalb veranlasst die Mutter eine Überprüfung der Intelligenz, die ergibt, dass Jan ein hochbegabtes Kind ist. Mangelnde Intelligenz kann also nicht die Ursache für die zunehmenden Probleme sein, die Jan bei der Erledigung der Hausaufgaben hat. Trotzdem zweifelt sie, ob die vorzeitige Einschulung wirklich richtig war und bangt, ob er so das Gymnasium schaffen kann.

In der Schule selbst hat Jan keinerlei Probleme, seine strenge Lehrerin mag er sehr. Sie sieht auch über seine »krakelige« Schrift hinweg, weil sie spürt, dass Jan sich zwar bemüht, es aber nicht besser kann. Sie bemerkt auch, dass Jan trotz seines großen Allgemeinwissens, seiner schnellen Auffassungsgabe und seiner rechnerischen Fähigkeiten leicht ablenkbar, zeitweilig auch sehr unkonzentriert und sehr empfindlich ist. Sie befürchtet, dass das im Gymnasium für Jan zum Problem werden könnte und empfiehlt der Mutter, Jan deshalb untersuchen zu lassen.

Auf die Frage, was ihr Sorgen bereitet, berichtet die Mutter von Jan: Jan könne sich jetzt nur sehr schwer allein beschäftigen. Früher habe er stundenlang mit Lego-Steinen gebaut und heute könne er lange fernsehen, sonst brauche er immer ein Gegenüber, das sich mit ihm beschäftigt und mit dem er reden kann.

Auch könne er nicht längere Zeit ruhig sitzen und anderen zuhören. Dann werde er übermäßig nervös, pule an den Fingernägeln und klage schnell über Langeweile. Wenn er etwas Interessantes über sich zu erzählen habe, spreche er stets sehr schnell und ohne Pausen. Manchmal stammele er dann, da er schneller denke, als er sprechen kann. Wenn er sehr aufgeregt sei, bekäme er nervöse Zuckungen im Gesicht und im Schulterbereich.

Manchmal sei er schnell verunsichert. So habe er Angst im Dunkeln und wenn die Eltern mit dem Auto wegfahren. Das passe gar nicht zu seinem sonst eher bestimmenden Verhalten anderen Kindern gegenüber, wo er sich als Boss fühle.

Mit drei bis vier Jahren habe er auf dem Spielplatz lieber allein gespielt. Er habe damals schon der Bestimmende sein wollen, habe sich aber gegenüber lebhaften und fremden Kindern nicht durchsetzen können. Bei Streitigkeiten sei er oft der Unterlegene gewesen, er habe sich nicht verteidigen können und sei weinend und gekränkt weggelaufen.

Jan sei lärmempfindlich und empfinde es als sehr störend, wenn mehrere Kinder gleichzeitig schreien und laut rufen. So habe er sich z. B. bei Kaspertheater immer die Ohren zugehalten oder den Raum verlassen, weil es ihm zu laut gewesen sei. Er selbst könne aber in der Begeisterung übermäßig laut sprechen.

Auf die Frage, was Jan für positive Eigenschaften habe, erzählt sie:

Jan sei der Sonnenschein der Familie, er sei sehr klug und wolle alles genau wissen. In der Schule sei er gut, besonders im mündlichen Bereich. Auch sei er ein schneller Denker, der alles hinterfrage und mit vertröstenden Antworten nicht zufrieden sei. Jan habe einen starken Willen, stelle hohe Ansprüche an sich selbst und andere, habe einen ausgeprägten Gerechtigkeitssinn und setze sich ohne Rücksicht auf eigene Interessen für andere ein. Er sei sehr hilfsbereit und wolle sein ganzes Taschengeld an die Bettler in den Straßen verteilen. Auch sei er sehr feinfühlig, könne Situationen erspüren und habe für Ungerechtigkeiten ein »Elefantengedächtnis«. Bei Konflikten in der Schule müsse er sich immer einmischen, obwohl er dadurch oft den Kürzeren ziehe. Als er vor einer Operation ein Beruhigungsmittel bekommen habe, habe es nicht gewirkt; er habe darauf mit Unruhe und Aufregung reagiert. In seiner Freizeit spiele er sehr gut und mit Begeisterung Cello und lese gerne Bücher, könne aber oft nur sehr mühsam über deren Inhalt berichten. Lob könne Jan nur schlecht vertragen.

Aus Gesprächen mit Jan im Verlauf seiner Diagnostik erfuhr ich, dass der Junge zwar einen starken Willen hat und nach außen hin selbstbewusst erscheint, aber sein Vertrauen in seine Fähigkeiten sehr lückenhaft und im Allgemeinen längst nicht so stabil ist, wie es erscheint. So traut er sich beim Schreiben sehr wenig zu und gibt schnell auf, da Üben seiner Erfahrung nach nichts bringt. Oft ist er beim Schreiben eines Wortes sehr unsicher, selbst wenn er nachdenkt, aber meist schreibt er, ohne nachzudenken, obwohl er es sich vornimmt und der Mutter verspricht, aber dazu reicht die Zeit nicht. Ihn stören die Leichtsinnsfehler, die er selbst bei der Durchsicht der Arbeit nicht findet. In den letzten beiden Diktaten hat er daher eine 4 geschrieben.

Es verunsichert ihn und macht ihn wütend, dass er manche Dinge, die anderen leichtfallen, nicht kann. Will er sich etwas merken, vergisst er es trotzdem und muss seine Freunde fragen. Oft hört er nicht, was Mama ihm sagt, und sie glaubt ihm das nicht. Wenn er stark erregt ist, weiß er danach nicht mehr, was er in diesem Moment gesagt oder getan hat. Auch ist er sehr ungeduldig: Wenn er etwas möchte, muss es gleich sein. Er kann schlecht warten und wird innerlich unruhig. Beim Spielen kann er schlecht verlieren; wenn er verunsichert ist, reagiert er mit kaspern. Sieht er Filme, in denen Tiere getötet werden, regt er sich schnell und stark auf. In der Schule kann er schlecht Bilder mit Personen oder Tieren malen.

Die wichtigsten Punkte, die ihn am meisten stören und die er unbedingt ändern möchte, benannte Jan so:

- Ich möchte weniger vergessen.
- Ich möchte besser aufpassen.
- Ich möchte weniger Fehler machen.
- Ich möchte mich nicht immer so schnell aufregen.

Die Diagnostik ergab für Jan ein AD(H)S mit Hochbegabung, obwohl er im HAWIK-R Intelligenztest nur einen Wert von 121 erreichte. Aber der Wert im Wissensteil lag bei 137, der IQ-Wert im Handlungsteil dagegen nur bei 99. Die Summe beider Werte ergab dann einen Gesamt-IQ von 121. Diese große Differenz ist typisch

2.3 Hochbegabung kann Probleme bereiten

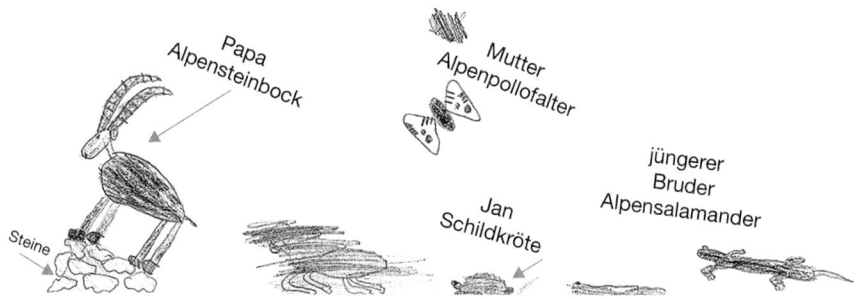

Abb. 1: Jan malt seine Familie als Tierfiguren

für Betroffene mit einer ausgeprägten AD(H)S-Problematik, leider ist das noch viel zu wenig bekannt. Unter der Behandlung mit Stimulanzien verbunden mit lern- und verhaltenstherapeutischen Strategien war nach drei Jahren sein Gesamt-IQ Wert 132.

2.3.2 Corinna, 14 Jahre alt, schnell beleidigt, schüchtern und antriebsarm, hat eine Rechtschreibschwäche und Probleme mit dem Selbstwertgefühl

Corinna besucht die 8. Klasse einer Gesamtschule und wurde von der Mutter zu mir gebracht, weil sie sich zu Hause immer auffälliger verhält. Sie ist mit nichts und niemandem zufrieden, am allerwenigsten mit sich selbst, und droht in letzter Zeit sogar häufiger mit den Worten: »Am besten bringe ich mich um, dann habt ihr nicht mehr so viel Ärger mit mir, denn ich tauge sowieso nichts.«

Als ich sie bitte, von sich zu erzählen, weint Corinna gleich. Sie weiß auch nicht, warum sie immer gleich heulen müsse, sie verlässt deshalb auch häufiger den Unterricht. Zu Hause ist sie ganz anders, da wehrt sie sich bei jeder Kleinigkeit unangemessen laut und aggressiv. Sie fühlt sich immer angegriffen, ungerecht behandelt und flippt dann aus, egal wem sie gerade gegenübersteht. Gerne möchte sie angemessen und ausgeglichen reagieren, doch in der Erregung fallen ihr keine passenden Worte ein.

Doch nicht nur ihr Verhalten macht Corinna Sorgen, auch mit ihren Schulleistungen ist sie nicht zufrieden. Sie hatte schon immer in Rechtschreibung eine 5, eine Rechtschreibschwäche wurde jedoch bislang nicht diagnostiziert. Früher war dies die einzige schlechte Note im Zeugnis, später kam meist eine 4 in Englisch dazu, die sie aber immer durch eine 2 in Mathematik ausgleichen konnte. In ihrem letzten Zeugnis stand aber: »Bei absinkender Leistung ist die Versetzung gefährdet.«

Corinna ist die Lust am Lernen vergangen und sie traut sich kaum etwas zu. Zu oft musste sie die Erfahrung machen, dass Üben und Lernen nicht reichen, um im Diktat eine bessere Note zu bekommen. Manchmal war es so, dass sie ein geübtes Diktat viel schlechter schreibt als ein Ungeübtes. Ab der 3. Klasse hatte sie vorwiegend eine 5 in Deutsch, die ihr aber schließlich egal wurde. Nur dass sie jetzt trotz

Lernens auch noch in Erdkunde, Geschichte und Religion eine 4 hat, das ärgert sie. Diese schulischen Misserfolge wirken sich auf ihr Verhalten aus: Das Mädchen resigniert, zieht sich zurück, wird immer gereizter und unzufriedener und verbringt die meiste Zeit vor dem Fernsehgerät und mit dem Handy. Essen ist Corinnas einzige Freude, sie nimmt an Gewicht zu, was sie psychisch noch zusätzlich belastet.

Dabei – so berichtet die Mutter – hat Corinna sich so sehr auf die Schule gefreut. Sie konnte schon mit fünf Jahren bis 100 zählen und rechnete von sich aus bis 20. Sie war ein fröhliches Kind, das den ganzen Tag erzählte und fragte. Nur malen und basteln, das wollte sie im Kindergarten nicht. Aber die Kindergärtnerin beruhigte die Mutter: »Um Corinna brauchen sie sich keine Sorgen zu machen, sie weiß, was sie will und hat ein helles Köpfchen«, was die Mutter nur bestätigen konnte.

Corinna ist die Älteste von drei Geschwistern und hat einen sehr lebhaften und »nervigen« Bruder, der die Mutter von Anfang an stark beanspruchte. In der Schule gab es wegen seiner unüberlegten und aggressiven Reaktionen immer wieder großen Ärger. Der Vater konnte dieses »Theater« nicht ertragen, machte der Mutter Vorwürfe wegen falscher Erziehung und flüchtete in seine Arbeit. Zweimal zog er vorübergehend zu einer anderen Frau. Jetzt wohnt er wieder zu Hause, kümmert sich aber nicht um die Erziehung. Wenn er »erzieht«, dann brüllt und schlägt er, damit die Kinder aus Angst gehorchen. Andererseits kann er aber auch sehr fürsorglich sein und für seine Kinder den letzten Pfennig ausgeben.

Die Mutter berichtet, dass sie jetzt eine Psychotherapie mache, weil sie den Alltag nicht mehr in den Griff bekäme. Sie fühle sich ständig überfordert, sei kraftlos, von einer ständigen inneren Unruhe geplagt, leide unter Schuldgefühlen und Versagensängsten. Bisher sei Corinna ihr eine große Hilfe im Haushalt gewesen. In den letzten Monaten war sie dazu aber immer weniger bereit, weshalb alles viel schlimmer wurde.

Erst die jetzige Untersuchung ergab, dass Corinna über eine sehr hohe Intelligenz verfügt: Im HAWIK-R hat sie einen Verbal-IQ von 135 und einen Handlungs-IQ von 113, was einen Gesamt-IQ von 118 ergibt. Ursachen der Rechtschreibschwäche, der emotionalen Steuerungsschwäche, der depressiven Verstimmungen, der mangelhaften Konzentration und der beeinträchtigten Verarbeitung von Informationen sind in dieser Kombination typisch für ein Aufmerksamkeitsdefizitsyndrom ohne Hyperaktivität.

Auf die Entwicklung von Corinna wirkten sich weitere Faktoren negativ aus:

- der lebhafte Bruder, der die ganze Zeit und Kraft der Mutter für sich beanspruchte
- der Ehekonflikt mit zweimaliger vorübergehender Trennung der Eltern
- die überforderte und psychisch instabile Mutter
- der von seiner Tochter enttäuschte und selbst emotional instabile Vater
- die Hilf- und Konzeptlosigkeit aller Familienmitglieder im Umgang mit der Schul-, Verhaltens- und Erziehungsproblematik bei AD(H)S
- das fehlende Verständnis der Schule für eine AD(H)S bedingte Rechtschreibschwäche und deren diagnostischen und therapeutischen Möglichkeiten, wenn Üben nicht ausreicht

2.3 Hochbegabung kann Probleme bereiten

Corinna wurde wegen ihres Aufmerksamkeitsdefizitsyndroms behandelt und ist darüber sehr glücklich. Jetzt kann sie über ihre hohe Intelligenz verfügen, hat Erfolge und vergisst das Gelernte nicht gleich wieder. Sie hat Freundinnen, fühlt sich angenommen und hat keine Ängste mehr. Jetzt belastet sie nur noch, dass sie so lange leiden musste, ehe ihr geholfen werden konnte.

Corinna schreibt vor der Behandlung auf, was sie gern ändern möchte (▶ Abb. 2).

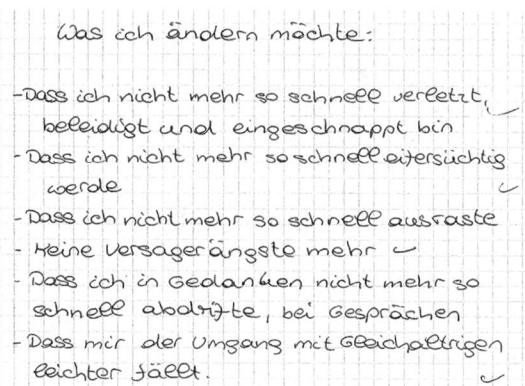

Abb. 2: Corinna schreibt vor der Behandlung auf, was sie gern ändern möchte

Nach der Behandlung schreibt sie auf, was durch die Behandlung besser wurde:

- Ich bin jetzt innerlich viel ruhiger.
- Ich nehme meine Umgebung deutlicher wahr, es ist, als sei ein Schleier weg.
- Ich bin ausgeglichener und rege mich nicht so schnell auf
- Ich kann beim Schreiben nachdenken und mache immer weniger Fehler. Das Üben macht mir jetzt wieder Spaß.
- Die Gespräche meiner Freunde kann ich viel besser verfolgen und mich daran beteiligen, früher wusste ich oft nicht, was ich sagen sollte, wenn sie mich ansprachen.
- Dem Unterricht kann ich bis zur letzten Stunde aufmerksam folgen. Ich bin nicht mehr so antriebslos und gleichgültig.
- Ich setzte mir wieder Ziele und habe fast nur gute Noten.

2.3.3 Steve, 17 Jahre alt, Hauptschulabschluss, ohne eine Perspektive für seine Zukunft

Steves frühkindliche Entwicklung war unauffällig. Als Schreibaby war er für die Mutter sehr anstrengend, deshalb entschied sie sich, kein zweites Kind zu bekommen. Später entwickelte er sich sehr gut, sprach früh und hatte eine enge Bindung an seine Mutter. Sie verwöhnte ihn, denn der Vater war beruflich bedingt wenig zu Hause. Der Vater hatte einen künstlerischen Beruf, den er sehr gewissenhaft ausübte. Er war sehr vital, ein Mann von schnellen Entschlüssen, der zu Hause oft impulsiv reagierte und schnell laut wurde. Steve ähnelte seinem Vater, auch er war willensstark, manchmal eigensinnig und neigte zu Wutausbrüchen, wenn es nicht nach seinem Willen ging.

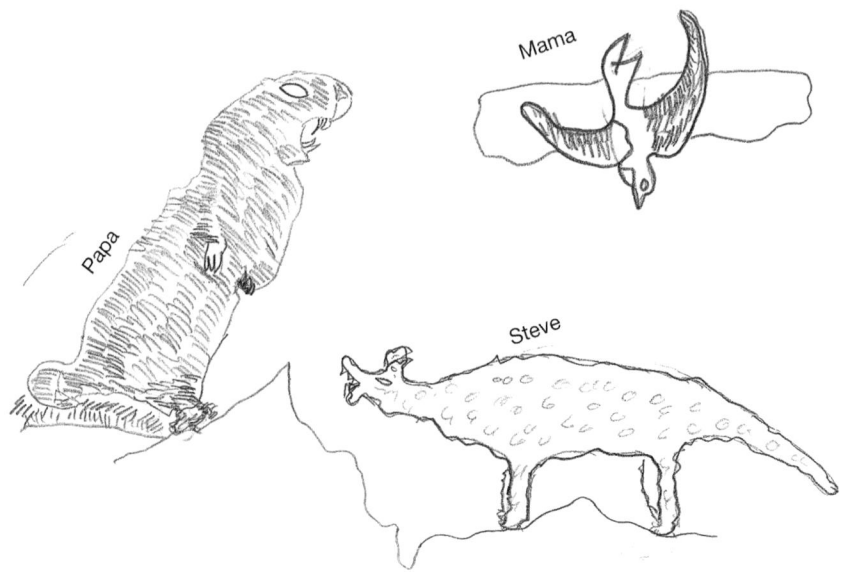

Abb. 3: Steve malt seine Familie

Schon frühzeitig spielte für Steve die Fantasie eine größere Rolle als die Wirklichkeit. Wie alle Kinder las der Junge »Harry Potter« und »Herr der Ringe«, hörte die Kassetten dazu und konnte den Text fast auswendig. In seiner Fantasie spielte er die Rolle des Helden. Er saß gern vor dem Fernsehgerät und konnte sich stundenlang mit Computerspielen beschäftigen. Er war stolz, über die modernsten technischen Geräte zu verfügen.

Für die Schule arbeitete er nur unter Druck und wenn es unbedingt sein musste. Was ihn interessierte, wurde schnell und gut erledigt. Seine Leistungen in der Grundschule waren aufgrund seiner hohen Intelligenz auch ohne viel Aufwand gut.

In seinem Zeugnis der 6. Klasse aber stand: »Steve erreichte trotz großer Fähigkeiten das Ziel der 6. Klasse nicht, wird aber versuchsweise aufgrund seiner erkennbaren guten naturwissenschaftlichen Leistungen und seiner nachgewiesenen Hochbegabung in die 7. Klasse versetzt.« Steve versprach, fleißiger zu werden und sein Verhalten zu verbessern – so sollte er sich bemühen, die Ermahnungen der Lehrer ohne Widerworte zu akzeptieren und leserlich zu schreiben –, aber niemand kontrollierte es ernsthaft.

Im Gymnasium versuchte er, weiterhin über seine Mitschüler zu bestimmen, ohne von ihnen wirklich geachtet zu werden. Gelang ihm das nicht, machte er sich zum Klassenclown. Im Unterricht bemühte er sich nicht um aktive Mitarbeit, sondern träumte vor sich hin. Nach der 7. Klasse wechselte er auf die Realschule. Auch hier musste er die 8. Klasse wiederholen und ging schließlich nach der 9. Klasse ab. Seine Mutter hatte schon lange keinen Einfluss mehr auf Steve, der Vater gab ihr die Schuld am Versagen des Sohnes und beauftragte sie, für Steve eine Lehrstelle zu suchen. Aber Steve hatte zu nichts Lust. Er wäre gern Theatermaler oder Designer geworden, aber dazu waren seine schulischen Leistungen zu schlecht und seine Arbeitsmotivation zu gering. So machte er einige Praktika, die meisten gab er jedoch schnell wieder auf und blieb schließlich ganz zu Hause. Für seine Zukunft hatte er keine konkreten Pläne und suchte unentwegt nach neuen interessanten Beschäftigungen. So begann er, Gitarre zu spielen und Gesangsunterricht zu nehmen. Beides gab er nach einigen Monaten wieder auf. Dann wollte er seinen Realschulabschluss machen, begann aber die Schule zu vernachlässigen, da er angeblich in der lauten Klasse Kopfschmerzen bekam. Er träumte, ein berühmter Künstler zu werden, nahm Zeichenunterricht, beobachtete die Natur und ging abends ins Theater und in Konzerte. Oft las er bis tief in die Nacht und chattete im Internet. Wegen seiner Untätigkeit gab es zu Hause viel Streit. In ihrer Hilflosigkeit brachte die Mutter ihren Sohn in die »Therapie« mit der Frage, warum Steve einen solchen Weg genommen habe und so undankbar sei. Er fordere nur, zeige aber nicht die geringste Bereitschaft, sich selbst anzustrengen und etwas zu tun.

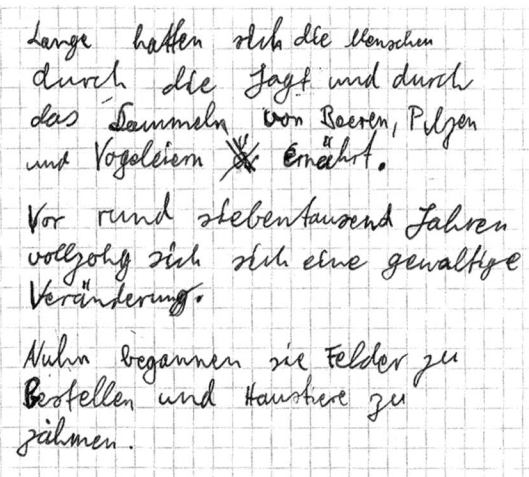

Abb. 4: Steve brachte auf meine Bitte hin eine Schriftprobe aus dem Schulheft mit

Steve ist 17 Jahre alt, als er zu mir kommt. Er hat keinerlei Leidensdruck, an allem sind die anderen schuld, und glaubt, dass seine Zeit noch kommen werde, wenn man ihn nur in Ruhe lasse. Er wusste um seine Hochbegabung, denn eine frühere Testung ergab einen IQ von 132. So glaubte er, später wenn, seine Zeit gekommen sei, davon zu profitieren und es allen zu beweisen, wozu er fähig sei.

In dieser Situation eine schnelle Änderung herbeizuführen, ist fast unmöglich. Den Erziehungsstil zu ändern, Grenzen zu setzen, den Tag mit Aktivitäten zu strukturieren und eine Berufsfindungsmaßnahme aufzunehmen und bis zum Ende durchzuführen ist nur mit Konsequenz zu erreichen. Alle Bemühungen scheitern meist am Widerstand der Betroffenen, wie auch bei Steve. Hier muss mit der Intervention viel früher begonnen werden und das betrifft in erster Linie die Erziehung. In diesem Alter ist es dafür meist zu spät.

Solche und ähnliche Erfahrungen konnte ich in meiner Praxis häufig machen. So begann ich bei Hochbegabten, die in der Schule im Leistungs- oder Verhaltensbereich unter ihren Möglichkeiten blieben, nach Ursachen zu suchen. Dabei stellte sich heraus, dass nicht immer eine Unterforderung oder ein Fehlverhalten der Umgebung die Hauptursache der Schwierigkeiten waren, sondern ein bisher nicht diagnostiziertes AD(H)S.

2.4 Underachievement – das Schicksal mancher Hochbegabter

Als Underachiever werden Hochbegabte bezeichnet, die über einen Zeitraum von mehreren Jahren in ihren Leistungen unter den Möglichkeiten und Erwartungen liegen, die ihren intellektuellen Fähigkeiten entsprechen.

Dieses Phänomen trifft auf mindestens 20 % aller Hochbegabten zu, ein genauer statistischer Wert wurde jedoch bisher wissenschaftlich noch nicht ermittelt.

In der kinder- und jugendpsychiatrischen Praxis fällt der hohe Anteil Hochbegabter bei verhaltensauffälligen männlichen und depressiv-ängstlichen weiblichen Jugendlichen auf.

Beiden Gruppen gemeinsam sind:

- eine schlechte emotionale Steuerung
- eine noch schlechtere Konzentrationsfähigkeit
- ein geringes Selbstwertgefühl
- das Gefühl der inneren und äußeren Unruhe

Bisher ging die Psychologie davon aus, dass die Hauptursache für Schulversagen und Verhaltensauffälligkeiten bei Hochbegabten eine Unterforderung sei. Nicht selten fühlen sich sehr begabte Kinder bereits im Kindergartenalter allgemein unterfordert, in den ersten Schuljahren wird dieses Problem meist noch gravierender. Sie langweilen sich und verlieren das Interesse am Lernen.

Als mögliche Persönlichkeitsmerkmale für Underachiever werden folgende Eigenschaften benannt, die aber genauso typisch auch für ein AD(H)S sein können. AD(H)S mit seiner vielfältigen Symptomatik wurde erst in den letzten 20 Jahren bekannt, vorher sprach man immer nur von einem »Zappelphilipp-Syndrom« mit ausgesprochener Hyperaktivität.

Viele Underachiever haben ein AD(H)S, auch ohne Hyperaktivität, was wesentlich schwerer zu diagnostizieren ist. Daran sollte aber unbedingt gedacht werden, um es rechtzeitig zu erkennen und zu behandeln.

> **Mögliche Persönlichkeitsmerkmale für Underachiever:**
>
> - Allgemeine Unlust und schlechte Motivation
> - Ungenügende Zielorientierung bei geringem Durchhaltevermögen
> - Emotionale Probleme mit Ängstlichkeit
> - Unsystematisches Arbeits- und Lernverhalten
> - Wenig Anstrengungsbereitschaft bei schlechter Selbstdisziplin
> - Negatives Selbstbewusstsein

In der neuropsychiatrischen und kinderärztlichen Praxis zeigt sich häufig, dass auch noch andere Faktoren eine wesentliche Rolle spielen. Daher ist es Aufgabe des Therapeuten, bei der Diagnose von Schul- und Verhaltensauffälligkeiten immer zu überprüfen, ob eine verwöhnende Erziehung mit wenig Förderung, wenig Motivation und fehlender Vorbildwirkung der Eltern die Probleme allein oder in Kombination mit einem AD(H)S verursachen.

2.5 Lernen und Computer

Gerade wenig geförderte und unterforderte Kinder und Jugendliche beginnen frühzeitig, ihre Freiräume selbst auszufüllen. Häufig bedienen sie sich, unterstützt und bewundert von den Eltern, der verschiedensten Medien. Es ist keine Seltenheit, dass ein Kind bei der Einschulung bereits einen eigenen Fernseher, ein eigenes Handy und einen eigenen Laptop hat. Die Notwendigkeit, all dieser Dinge zu besitzen, wird mit dem Versprechen, die Schulaufgaben gründlich zu machen, begründet. Aber wer kontrolliert das schon?

Die Medienindustrie hat das längst begriffen und sich darauf eingestellt, schon Vorschulkinder vor die Bildschirme zu locken und mit Geschichten zu faszinieren.

> Ein Kind, das am Bildschirm aufwächst, kann keine ausreichenden Erfahrungen im zwischenmenschlichen Bereich erwerben und seine motorischen Fähigkeiten nicht ausreichend entwickeln. Es erlernt nicht die Körpersprache der anderen und selbst eine zu entwickeln. Es kann nicht üben, sich sprachlich verständlich auszudrücken und angemessen zu reagieren. Zu viel Medienkonsum macht süchtig, denn das Gehirn benutzt den Reiz der schnellen Bildfolge und deren emotionalen Inhalt, um Botenstoffe, wie z. B. Glückshormone zu bilden, die sonst bei sportlichen Aktivitäten und Erfolgen gebildet werden.

Solch ein Belohnungs-Botenstoff ist z. B. das Dopamin. Ohne große Anstrengung und ohne etwas dafür zu tun, erzeugt Dopamin bei Kindern und Jugendlichen mit Computerspielen eine Art Glücksgefühl, das süchtig machen kann. Insbesondere

2 Die Probleme sehr und hochbegabter Kinder und Jugendlicher

Betroffene mit AD(H)S sprechen auf diese Form der Bildung von Botenstoffen an, da sie einen angeborenen Dopaminmangel in bestimmten Gehirngebieten haben. Deshalb ist es kein Zufall, dass sich unter den Computerexperten und den Spielsüchtigen sehr viele Personen mit einer AD(H)S-Veranlagung befinden.

Für die schulische Entwicklung kann der übermäßige Konsum elektronischer Medien gravierende Folgen haben: In der Schule vermittelter oder am Nachmittag Gelerntes braucht ca. 30 Minuten, um vom Arbeitsgedächtnis in das Langzeitgedächtnis transportiert und abgespeichert zu werden.

> Wird nach der Schule oder nach den Hausaufgaben sofort am PC gespielt oder ferngesehen, geht ein Großteil des zuvor Gelernten verloren. Deshalb sollte nach der Schule und nach dem Lernen eine Pause mit körperlichen Aktivitäten eingelegt werden, damit das Gelernte auch ausreichend »verarbeitet« und abgespeichert werden kann.

Zu viel Fernsehen und zu viele aufregende Computerspiele können auch Ursachen schlechter Schulerfolge sein, selbst bei sehr begabten Kindern und Jugendlichen.

Neben diesen äußeren Bedingungen sollte ferner überprüft werden, ob das Kind über die Voraussetzungen verfügt, seine sehr hohe Intelligenz auch entsprechend nutzen zu können. Es muss gefordert und gefördert werden. Das Fehlen solcher Voraussetzungen kann für die weitere Entwicklung schwerwiegende Folgen haben, wie ich im Folgenden zeigen werde.

Meiner Meinung nach sollte die Förderung sehr begabter Kinder deutlich verstärkt und thematisiert werden, damit diese von Anfang an ihre Fähigkeiten nutzen und weiterentwickeln können. Für die Gesellschaft geht ansonsten ein großes wissenschaftliches und wirtschaftliches Potenzial verloren.

2.6 Frühförderung, eine wichtige Grundlage für spätere Erfolge

> Die Lernforschung fordert eine intensive und planmäßige Förderung der Kinder im Kindergartenalter mit besserer Schulvorbereitung. Ein solches Frühförderungsprogramm würde sich auf die Entwicklung aller Kinder positiv auswirken.

Frühförderungsprogramme sind für jeden Kindergarten eine unbedingte Notwendigkeit. Diese Programme müssen nur spielerisch unterlegt planmäßig durchgeführt werden, dem Entwicklungsstand entsprechen und Auffälligkeiten dokumentieren. Mithilfe solcher spielerischen Beschäftigungsprogramme können nämlich schon im Kindergartenalter Auffälligkeiten in der motorischen Entwicklung sowie in der Verarbeitung von Informationen erfasst, behandelt und damit unnötige psychische Belastungen vermieden werden. Oft sind zu diesem Zeitpunkt schon erste Anzeichen einer beginnenden AD(H)S-Symptomatik zu erkennen. Besonders, wenn regelmäßiges Üben keinen Erfolg bringt und deshalb vom Kind abgelehnt wird. Die Chancen einer frühzeitigen Behandlung werden dadurch erhöht, denn ohne Frühförderung werden über 90 % der Entwicklungsstörungen erst über eine entsprechende Schulproblematik diagnostiziert.

Um mögliche Auffälligkeiten in der motorischen und intellektuellen Entwicklung schon vor der Einschulung zu erkennen, müssten die Erziehung in den Kindergärten neu konzipiert und die Kindergärtnerinnen in ihrer Ausbildung dafür vorbereitet werden. Gegen eine gezielte, amtlich vorgeschriebene und auch zu dokumentierende Frühförderung spricht wissenschaftlich gesehen nichts. In einigen Kindergärten werden Frühförderungsprogramme bereits praktiziert und ich habe bislang keine Eltern kennengelernt, die etwas dagegen hätten.

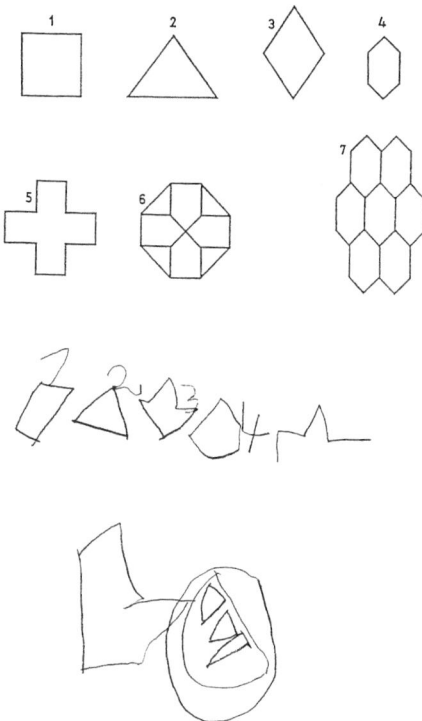

Abb. 5: Das Nachmalen dieser Figuren müsste mit 4–6 Jahren zunehmend besser gelingen. Hier zeigt sich eine deutliche feinmotorische und visuomotorische Beeinträchtigung, wie sie für ein AD(H)S typisch sein kann. Deren Folge könnte eine Lese-Rechtschreibschwäche sein.

In den ersten vier Schuljahren sind die meisten sehr und hochbegabten Kinder unterfordert. Dies hat bei einigen zur Folge, dass sie gar nicht erst lernen, strukturiert zu arbeiten, die Anlagen dazu verkümmern. Die Kinder beginnen die Schule mit großen Erwartungen und freuen sich anfangs über ihre Erfolge. Schnell langweilen sie sich aber, da sie das, was zum wiederholten Mal geübt wird, längst beherrschen und die Hausaufgaben zu einer monotonen Beschäftigung werden. Ihre Noten sind zumindest in den ersten vier Schuljahren so, dass es für das Gymnasium reicht. In dieser Zeit besteht die Gefahr, dass diese hochbegabten Kinder mit Computerspielen und Fernsehen ihre Freizeit ausfüllen. Geistiges Training, Aneignung von Wissen, Freude am Lernen, kreatives Schaffen, sich für eine Sache zu begeistern und sich auch für das Erledigen nicht so angenehmer Dinge zu motivieren, haben sie ohne Anleitung gar nicht erst gelernt. Aber gerade diese Eigenschaften werden auf dem Gymnasium vorausgesetzt und täglich abgefordert. Dann müssen auch noch so Begabte an sich arbeiten, um den erhöhten Anforderungen gerecht zu werden. Bekommen sie »die Kurve« nicht, ist ihre Gymnasiallaufbahn gefährdet. Spätestens zu diesem Zeitpunkt benötigen sie häusliche und außerschulische Unterstützung sowie die Kontrolle ihrer Hausaufgaben.

2.7 Störungen der Wahrnehmungsverarbeitung

Eine große Gruppe von Kindern und Jugendlichen, die zu den sogenannten Underachievern gehören, hat oft schon vor der Einschulung AD(H)S bedingt erhebliche Probleme in der Wahrnehmungs- und Informationsverarbeitung. Die Betroffenen können dies aber mittels ihrer sehr hohen Intelligenz einige Zeit nach außen hin kompensieren und indem sie Dinge, die sie nicht können, meiden. Mit der Einschulung bekommen auch diese Kinder trotz ihrer Hochbegabung zunehmend Probleme.

Beim Schreiben lernen können sie keine Linien einhalten, ihr Schriftbild wirkt eckig und unharmonisch. Das ist meist Folge einer feinmotorischen Störung und einer fehlenden Automatisierung beim Schreiben der Buchstaben. Wenn die »gelernten« Buchstaben und Wörter nur unzureichend abgespeichert und somit nicht sofort und korrekt wieder abrufbar sind und schnell vergessen werden, kann auch deren Schreib- Lesegeschwindigkeit leiden.

Sind gleichzeitig Störungen der auditiven (unscharfes Hören) und visuomotorischen Wahrnehmungen (Abzeichnen und Wiedererkennen von Figuren) vorhanden und das dynamische beidäugige Sehen gestört, wirkt sich dies erschwerend auf die Schullaufbahn aus. Letzteres kommt häufig vor, doch ist es noch zu wenig bekannt und wird kaum untersucht (▶ Kap. 4.3.4).

Bei Hochbegabten, die in der Schule Probleme haben oder gar versagen, lassen sich AD(H)S bedingt immer wieder viele Gemeinsamkeiten im Persönlichkeitsprofil finden. Schon ihre Lebensgeschichte gleicht sich, sodass viele Eltern beim Lesen der Entwicklungsverläufe anderer Kinder den ihres eigenen Kindes wiedererkennen. »Es ist, als hätten Sie über mein Kind berichtet« ist ein Satz, den ich häufig höre.

2.7 Störungen der Wahrnehmungsverarbeitung

Bei den meisten AD(H)S Betroffenen stehen primär eine Leistungsbeeinträchtigung infolge veränderter Wahrnehmung, mangelhafter Verarbeitung von Informationen infolge einer Reizüberflutung im Vordergrund. Die bisher oft vermutete Unterforderung ist in Wirklichkeit eine AD(H)S bedingte Überforderung als eigentliche Ursache ihres Versagens. Diese Leistungsbeeinträchtigung führt über eine innere Verunsicherung zu einer psychischen Belastung, deren Folge Verhaltensauffälligkeiten verschiedenster Art sein können.

> Wie ein Mensch auf eine länger dauernde psychische Belastung reagiert, hängt im Wesentlichen von seinem Selbstwertgefühl ab und das wird von vielen Faktoren bestimmt, wie z. B. von seiner individuellen Kompensationsfähigkeit, von seiner Erziehung, seinen selbst gemachten positiven Erfahrungen und seiner sozialen Kompetenz.

Verfolgt man die Entwicklung der betroffenen Kinder vom Säuglingsalter an psycho-dynamisch und entwicklungsneurologisch, so kann man bei einem Teil der hochbegabten Kinder schon im Vorschulalter Hinweise auf ein mögliches späteres Schulversagen finden.

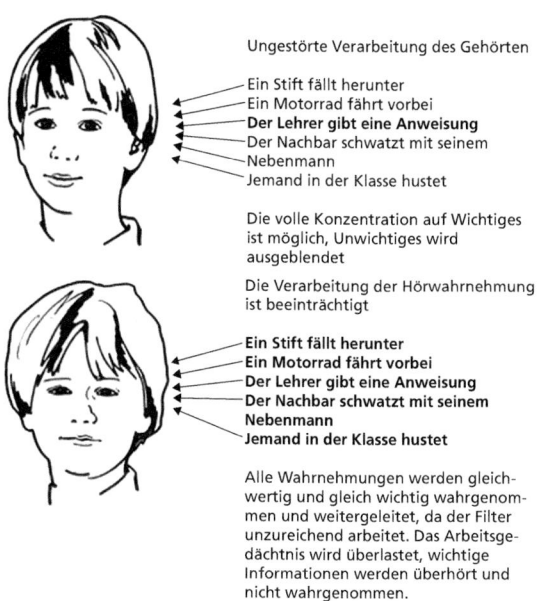

Abb. 6: Das Hören und seine Verarbeitung in der Schule

3 Aufmerksamkeitsdefizitsyndrom bei Hochbegabung

Probleme in der Schule, die durch eine veränderte Reizverarbeitung sowie eine Beeinträchtigung der Konzentration, der Daueraufmerksamkeit, der Feinmotorik und der emotionalen Steuerung bedingt sind, können auf ein AD(H)S hinweisen. Rechtzeitig erkannt, kann so dem Kind wesentlich geholfen werden.

Interessanterweise profitieren gerade Hochbegabte manchmal von dieser AD(H)S bedingten angeborenen Regulationsstörung. Denn durch die Reizfilterschwäche wird ihr Gehirn von Anfang an mit einer wesentlich größeren Anzahl von Informationen überflutet, was die Ausbildung vieler Nervenbahnen begünstigt, die besonders in der frühen Kindheit angelegt werden.

Später wirkt sich diese ständige Überflutung des Gehirns mit Reizen und Informationen der verschiedensten Art eher nachteilig auf die Gedächtnisbildung aus. Die Folgen sind dann eine hohe Ablenkbarkeit, eine mangelnde Aufrechterhaltung der Konzentration, innere Unruhe sowie viele Gedanken, die dem Betroffenen ständig unsortiert durch den Kopf gehen und das Arbeitsgedächtnis überlasten. Das Gehirn kann dann nicht mehr zwischen wichtig und unwichtig unterscheiden. Diese ständige Reizüberflutung, deren Ursache eine angeborene und vererbte Unterfunktion des Stirnhirns ist, geht neurobiologisch einher mit einem ebenfalls genetisch bedingten Mangel an einzelnen Botenstoffen. Welche Botenstoffe betroffen sind, lässt sich anhand der Symptome vermuten, nachzuweisen ist es bisher nur im Rahmen von Forschungsprojekten, nicht aber in der alltäglichen Diagnostik.

Unter diesen Aspekten könnte bei einem Großteil der Hochbegabten mit Versagen in der Schule im Leistungs- und Verhaltensbereich das AD(H)S bedingt sein, wobei das Erscheinungsbild je nach Veranlagung, Umwelteinflüssen, Erziehung und Anforderungen sehr variiert. Die Annahme einer gemeinsamen Ursache von Hochbegabung und AD(H)S setzt natürlich voraus, dass von beiden die wesentlichen und prägenden Symptome dafür auch vorhanden sind.

3.1 Was bedeutet AD(H)S?

> Das ADS mit und ohne Hyperaktivität bezeichnet eine neurobiologisch verankerte, spezifisch veränderte Steuerungsdynamik der Wahrnehmung, der Verarbeitung des Denkens und Fühlens und des sich daraus entwickelnden Verhaltens.

Inzwischen ist wohl allen bekannt, dass AD(H)S kein Erziehungsfehler, keine Marotte und auch keine Modekrankheit ist. Es ist auch keine Bösartigkeit, kein schlechter Charakter und auch keine Dummheit. Vielmehr ist AD(H)S die Folge einer Funktionsbeeinträchtigung des Gehirns und kann durch ungünstige Entwicklungseinflüsse in seiner Symptomatik verstärkt, aber auch durch günstige Umweltfaktoren den Betroffenen zu außergewöhnlichen Fähigkeiten und Leistungen verhelfen. AD(H)S an sich ist auch keine Krankheit, kann aber infolge einer ungünstigen Entwicklung und fehlender Hilfen zur Krankheit werden. Ich bezeichne AD(H)S als eine Persönlichkeitsvariante, die alle Entwicklungsstufen prägt, zum Vorteil, wenn man sich dessen bewusst ist, zum Nachteil, wenn man der AD(H)S-Symptomatik hilflos ausgesetzt ist.

3.1.1 Funktionsbeeinträchtigungen und Symptome von AD(H)S

Folgende Funktionsbeeinträchtigungen bestehen beim AD(H)S:

- das Gehirn wird durch eine Filterschwäche mit Reizen überflutet
- diese Filterschwäche für Informationen ist Folge einer Unterfunktion im Stirnhirnbereich
- es besteht ein Mangel an Botenstoffen, dadurch wird die Weiterleitung von Informationen in den Nervenbahnen beeinträchtigt
- durch Reizüberflutung können Aufmerksamkeit und Konzentration nicht willentlich konstant gehalten werden
- Selbstorganisation und Aktivierung für Routinearbeiten fallen schwer
- die Gefühlssteuerung ist spontan und ungebremst
- zwischen dem Kurz- und Langzeitgedächtnis kommt es zu Informationsverlusten
- Handlungsabläufe speichern und bei Bedarf sofort abrufen können
- Angemessen und schnell mit Worten richtig zu reagieren
- Denken und Handeln zukunftsorientiert ausrichten
- verschiedene motorische Bereiche können beeinträchtigt sein
- Die Automatisierung von Handlungsabläufen ist erschwert

Aus diesen Funktionsbeeinträchtigungen ergeben sich die wichtigsten Symptome, die in ihrer Summe auf das Vorliegen eines AD(H)S hindeuten. Das Erscheinungsbild des AD(H)S kann dabei sehr vielfältig sein, kein AD(H)S gleicht dem anderen.

> Bei einem Aufmerksamkeitsdefizitsyndrom sind die Informationsaufnahme und deren verlustarme Weiterverarbeitung gestört, was zu bestimmten Symptomen führen kann.

Unser zentrales Nervensystem besteht aus mehreren Milliarden Nervenzellen, die in ihrer Gesamtheit durch komplizierte Verschaltungen untereinander vernetzt sind.

3 Aufmerksamkeitsdefizitsyndrom bei Hochbegabung

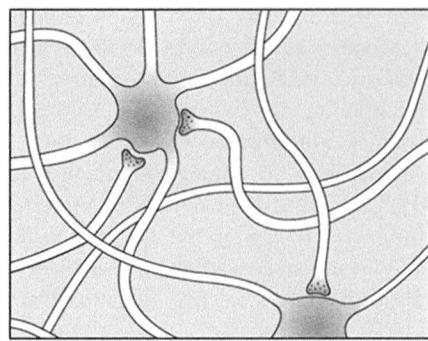

Abb. 7: Einfach vernetzte Nervenzelle mit ihren Schaltstellen (Synapsen)

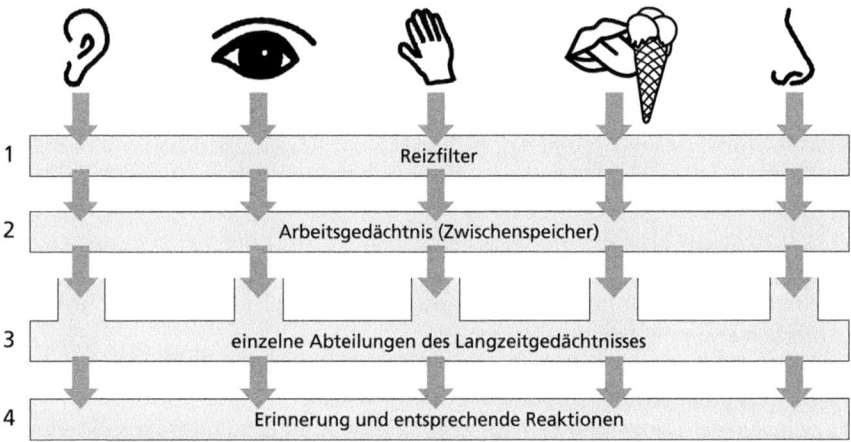

Abb. 8: Die Verarbeitung von Informationen aus der Wahrnehmung durch Hören, Sehen, Fühlen, Schmecken und Riechen erfolgt in 4 Stufen:
Stufe 1: Filterung der Reize und Aufnahme von wichtigen Informationen, auf die sich dann die Aufmerksamkeit konzentriert und die bewusst wahrgenommen werden.
Stufe 2: Nur die wichtigen Informationen kommen in das Arbeitsgedächtnis, Unwichtiges kann ausgeblendet werden.
Stufe 3: Im Arbeitsgedächtnis werden die aufgenommenen Informationen sortiert und in die entsprechenden Bezirke des Langzeitgedächtnisses weitergeleitet.
Stufe 4: Im Langzeitgedächtnis erfolgt ein Vergleich mit bereits abgespeicherten Informationen als Grundlage der Erinnerung, dadurch ist ein auf Erfahrung aufgebautes Handeln möglich. Reaktionen können dann angemessen und zielgerichtet erfolgen.

Alle unsere Körperfunktionen, unsere Bewegungen, unsere Wahrnehmungen, unser ganzes Denken und Fühlen und vieles mehr werden so gesteuert und aufeinander abgestimmt.

Bei nicht von AD(H)S Betroffenen ist die Verarbeitung der aufgenommenen Informationen ungestört. Alle Wahrnehmungen und Informationen werden gefiltert, nach ihrer Wichtigkeit sortiert und vom Arbeitsgedächtnis in die entsprechenden »Speicher« im Gehirn weitergeleitet. Dort werden sie mit schon vorhandenen Informationen verglichen, wir erinnern uns dann.

3.1.2 AD(H)S-Symptome

Sind die Informationsaufnahme und die verlustarme Weiterverarbeitung gestört, können die verschiedensten Symptome auftreten. Dabei macht ein einzelnes Symptom noch lange kein AD(H)S, das kann auch andere Gründe haben. Aber je größer die Summe der unten genannten Eigenschaften bei Kindern und Jugendlichen ist, umso wahrscheinlicher liegt ein AD(H)S vor.

Folgende Hauptsymptome müssen aber in jedem Fall vorhanden sein:

- Eine deutliche Beeinträchtigung der Konzentration und Daueraufmerksamkeit,
- Eine Impulssteuerungsschwäche sowie
- Eine verstärkte innere Unruhe mit oder ohne äußere Hyperaktivität.

Wobei die Symptomatik sehr variieren kann, denn es gibt ein ADS mit und ohne Hyperaktivität. Das letztere entspricht dem Unaufmerksamkeits-Syndrom, bei dem nicht so sehr Verhaltensauffälligkeiten im Vordergrund stehen, sondern Lernprobleme.

> Weitere Symptome, die auf AD(H)S bei Kindern und Jugendlichen hinweisen können:
>
> - die Kinder haben eine oberflächliche und »hüpfende« Wahrnehmung
> - sie können für eine monotone Tätigkeit die Aufmerksamkeit nicht halten
> - sie können sich nicht für eine Aufgabe aktivieren und sie zu Ende bringen
> - Konzentration, Arbeitsgeschwindigkeit und Stimmung wechseln schnell und stark
> - sie haben eine niedrige Reizschwelle und können Reize nicht filtern
> - sie sind sehr empfindlich und können ihre Gefühle nicht ausreichend steuern
> - sie handeln spontan und unüberlegt
> - Handlungsabläufe und Gelerntes können sie nur teilweise abspeichern und bei Bedarf nicht sofort darüber verfügen
> - sie sind vergesslich und lernen schlecht aus Erfahrungen
> - sie können nicht angemessen und schnell genug mit Worten reagieren
> - ein schneller Vergleich mit Erinnerungen ist nicht möglich, weshalb ihnen Entscheidungen schwerfallen
> - Gelerntes automatisiert sich nur langsam, es muss immer wiederholt oder neu gelernt werden
> - die Fein-, Grob- und Graphomotorik automatisiert sich nur langsam und unvollständig
> - die Umstellung von einer Tätigkeit zu einer anderen ist erschwert
> - Denken und Handeln sind wenig zukunftsorientiert ausgerichtet

Die meisten Kinder und Jugendlichen, die trotz fleißigen Lernens in der Schule versagen, kommen mit einer Vielzahl der oben genannten Symptome zur Untersuchung. Bei einem Großteil dieser sehr und hochbegabten Kinder wird deshalb oft ein Aufmerksamkeitsdefizitsyndrom als Ursache gefunden.

3.2 Bestimmung der Intelligenz – eine diagnostische Notwendigkeit

Bestehen Auffälligkeiten über mehrere Jahre hinweg und verhindern diese trotz großer Anstrengung den erhofften Schulerfolg auf Dauer, beginnen die Betroffenen an sich und ihren Fähigkeiten zu zweifeln. Wobei für sie das Schlimmste ist, sich ihr Versagen nicht erklären zu können und sie sich für dumm, krank oder gar für verrückt halten. Ist zu diesem Zeitpunkt das vorhandene Intelligenzpotenzial der Betroffenen noch nicht bekannt, sollten mindestens zwei Intelligenztests durchgeführt werden. Ich benutze die Kombination von HAWIK und Raven-Test und zusätzlich bei jüngeren Kindern noch den Kramer-Entwicklungstest, der sich gut zur Verlaufskontrolle bei Entwicklungsstörungen eignet. Er geht relativ schnell, gibt Hinweise auf vorhandene Wahrnehmungsstörungen und kann zur Therapiekontrolle wiederholt werden, da er für jedes Alter eine andere Testbatterie hat. Allerdings ersetzt er niemals den Intelligenztest, sondern gibt nur zusätzliche Informationen und Hinweise auf mögliche Defizite in der Verarbeitung von Informationen.

Sollten die Intelligenztests überdurchschnittliche Werte ergeben oder sogar einen Wert, der für Hochbegabung spricht, dann sollte man unbedingt mit der intensiven Ursachensuche für Schulversagen oder auffälliges Verhalten beginnen. AD(H)S-Betroffenen aller Altersgruppen mit Problemen im Leistungs- und Verhaltensbereich zeigen oft im Intelligenztest nach HAWIK oder Kaufmann eine deutliche Differenz zwischen dem Wissens- und Handlungsteil. Die Ursache dafür ist bei den meisten Betroffenen ein AD(H)S, so konnte ich es jedenfalls herausfinden.

> Wenn der IQ-Wert vom Wissensteil im Hochbegabtenbereich liegt, der IQ des Handlungsteils jedoch weit niedriger ist, so könnte das AD(H)S bedingt sein.

Denn unter einer erfolgreichen multimodalen AD(H)S-Behandlung bessern sich die Werte des Handlungsteiles, sodass der Gesamt-IQ dann der wirklich vorhandenen Intelligenz entspricht. Der Raven-Test misst das abstrakte Denken, was bei Hochbegabten durch ein AD(H)S weniger beeinträchtigt wird.

Nach meiner Erfahrung aus der Praxis möchte ich die Vermutung äußern, dass sich unter den Kindern und Jugendlichen mit AD(H)S prozentual mehr sehr und Hochbegabte befinden als unter den Nichtbetroffenen. Das lässt sich neurobiologisch erklären: Durch die Reizüberflutung nehmen AD(H)S-Betroffene mit ihrem dichten neuronalen Netz an Nervenbahnen viel mehr Informationen auf. Diese können sie aber AD(H)S bedingt nicht so gut abspeichern und damit auch nicht immer bei Bedarf sofort abrufen, was von Schweregrad des Betroffenseins abhängt und durch eine entsprechende Behandlung sich gut bessern lässt. Dazu müssten wissenschaftliche Studien die IQ-Werte von AD(H)S -Betroffenen mit den Werten von Nichtbetroffenen der gleichen Altersgruppe vergleichen. Das wäre eine interessante AD(H)S -Forschungsaufgabe für die Zukunft. Vielleicht kann ich mit meiner Vermutung ein wissenschaftliches Interesse dafür anstoßen.

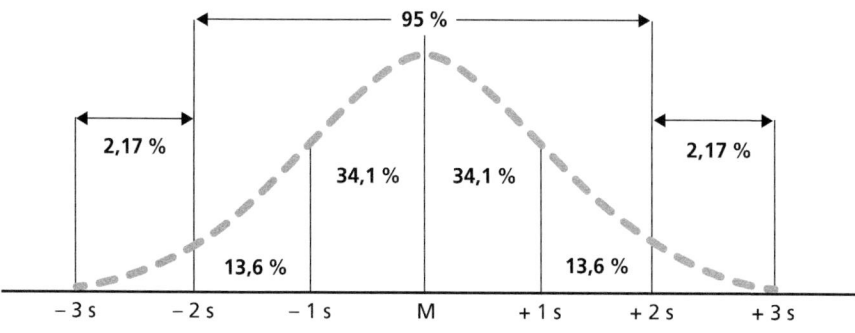

Abb. 9: Verteilungskurve der Intelligenzquotienten in der Bevölkerung nach Wechsler (Gauss'sche Kurve). Durchschnittlich intelligente Menschen haben einen IQ-Wert zwischen 85 und 114, überdurchschnittlich intelligente Menschen einen IQ-Wert von 115 bis 129. Ab einem IQ-Wert von 130 spricht man von Hochbegabung.

3.3 Hochbegabte mit AD(H)S und deren ganz unterschiedlicher Symptomatik

3.3.1 Was haben Hochbegabte mit AD(H)S gemeinsam?

Was haben sehr begabte Kinder und Jugendliche gemeinsam und was unterscheidet sie, wenn sie AD(H)S bedingt in der Schule im Leistungs- und/oder Verhaltensbereich Probleme haben und deshalb mit sich unzufrieden sind?

Hier einige Beispiele für typische Verhaltensweisen von hoch und sehr begabten Kindern und Jugendlichen mit AD(H)S, wobei ein großer Unterschied darin besteht, ob es sich um ein ADS mit oder ohne Hyperaktivität handelt:

- Sie haben einen großen Wissensdrang, aber Schwierigkeiten beim Lesen, Schreiben oder Rechnen längere Zeit voll konzentriert zu bleiben.
- Sie sind schnell abgelenkt und verlieren die Lust, wenn es um die Lösung von für sie zu leichten oder Routineaufgaben geht.

- Alles Neue ist zunächst super interessant, wird schnell begriffen, bleibt aber nicht lange im Gedächtnis haften.
- Sie sind im Wissen und Begreifen ihren Altersgenossen weit voraus, können es jedoch oft nicht sofort abrufen und das unter Stress schon gar nicht.
- Das Arbeitstempo ist bei den Hyperaktiven zu schnell und verursacht Flüchtigkeitsfehler. Beim ADS vom Unaufmerksamen Typ ist das Arbeitstempo dagegen zu langsam, ihr Denken und Handeln ist oft umstellungserschwert. Ich bezeichne diesen AD(H)S Typ deshalb gern als hypoaktiv.
- Sie können ihre klugen Gedanken meist nicht angepasst und verständlich darlegen, deshalb werden sie nicht verstanden und manchmal auch ausgelacht.
- Sie haben ein sehr gutes visuelles Gedächtnis, aber große Probleme sich zeitlich und strukturell zu orientieren.
- Ihre klugen Gedanken äußern sie zu spontan und impulsiv, sodass diese ohne eine notwendige Erklärung nicht verstanden werden, worauf sie dann emotional überschießend reagieren.
- Hypoaktive hoch und sehr Begabte neigen dazu, sich bei Kränkungen zurückzuziehen, da sie sich nicht angemessen verteidigen können. Manchmal entwickeln sie mit der Zeit ein Asperger-Syndrom, das jetzt der Autismus-Spektrum-Störung zugeordnet wird.

Diese Problematik führt bei Hochbegabten mit AD(H)S zur inneren Verunsicherung mit negativem Dauerstress und beeinträchtigtem Selbstwertgefühl.

3.3.2 Einige Beispiele für eine ganz unterschiedliche Symptomatik bei Kindern und Jugendlichen mit AD(H)S und Hochbegabung:

Der introvertierte Typ, überempfindlich, mit psychosomatischen Beschwerden und Lernschwierigkeiten

Dieser noch relativ wenig bekannte Typ betrifft sowohl Mädchen als auch Jungen. Liegen folgende Symptome vor, handelt es sich um ein ADS ohne Hyperaktivität:
Die Betroffenen lernen fleißig, haben aber trotzdem wenig Erfolg in der Schule und bleiben weit unter ihrem von der Intelligenz her möglichen Leistungsniveau. Dabei fallen die schriftlich erbrachten Leistungen in der Regel schlechter aus als die mündlichen. Wegen ihres Fleißes und ihrer sehr hohen Begabung haben diese Kinder und Jugendlichen einen hohen Selbstanspruch und können deshalb mit Zensuren, die im Durchschnittsbereich liegen, nicht zufrieden sein. Aber keiner ahnt, wie begabt sie sind und wie sehr sie sich über eine 3 in einer Arbeit ärgern. Sie sind verunsichert, introvertiert, d. h. nach innen gekehrt. Die Kinder geben sich für alles die Schuld und versuchen, ihre Enttäuschungen zu verdrängen, was aber auf Dauer nicht möglich ist. Häufen sich die Enttäuschungen oder nehmen sie gar an Stärke zu, kommt es früher oder später zu psychosomatischen Beschwerden wie Schlaflosigkeit, Kopfschmerzen, Bauchschmerzen, Übelkeit, Schwindelgefühl, Versagensängsten mit depressiven »Löchern«, sozialen Ängsten, Essstörungen oder es

entwickeln sich zwanghafte, sich selbstverletzende Handlungen oder Gedanken, mit deren Hilfe Stress und Frust abreagiert werden. Diesen Zwängen geht eine innere Anspannung voraus, die kaum oder nur vorübergehend unterdrückt werden kann, wird sie dann über ein zwanghaftes Verhalten abreagiert, kommt es zur Entspannung.

Verursacht wird der Frust durch schwindendes Selbstvertrauen, durch Selbstzweifel, die zur inneren Verunsicherung führen, durch vermeintliches Unverständnis des sozialen Umfeldes und durch ständig erlebte Hilflosigkeit. Die Betroffenen begreifen ihr Versagen nicht, lernen noch intensiver, trauen sich dabei immer weniger zu und reagieren schließlich mit Blackouts und Panikattacken, weil sie sich zu sehr unter Druck setzen. In solchen Situationen äußern sie oft, dass sie zu nichts taugen, dass ihnen nie etwas gelingt, dass keiner sie versteht oder dass keiner sie liebhabe. Sie entwickeln zunehmend eine Negativlupe für ihre Sichtweise, mit der sie die Umwelt fehlinterpretieren, was häufig der Beginn einer reaktiven Fehlentwicklung ist.

So oder ähnlich ist die Situation vieler Hochbegabter, die unter ihren schlechten Schulleistungen in Verbindung mit Schüchternheit und Selbstzweifeln leiden. Manchmal beginnen jüngere Kinder auch wieder einzunässen. Oft sind die Schwierigkeiten für die Umgebung über mehrere Jahre nicht erkennbar, bis es schließlich infolge einer starken Belastung zur seelischen Dekompensation kommt. Dann tritt die ganze Problematik mit einem Mal an die Oberfläche und ist für die Außenwelt zunächst unfassbar.

Der unruhige Klassenkasper

Eine andere Gruppe von sehr und hochbegabten Kindern und Jugendlichen, vorwiegend Jungen, aber auch Mädchen sind von klein auf sehr lebhaft und reagieren sowohl körperlich als auch verbal sehr schnell, spontan und unüberlegt. Dieser Typ ist wissbegierig, spricht viel und laut und begreift schnell. Gedichte, Lieder oder das Einmaleins werden schnell und gut auswendig gelernt, alltägliche Dinge hingegen oft vergessen. Die Kinder fallen in der Schule auf, da sie sehr lebhaft sind, sich schnell aufregen, sich schlecht an Regeln halten können, ihre Schultasche und ihr Arbeitsplatz sehr unordentlich sind. Anfangs sind sie von ihrem Können überzeugt, doch ihre Schulleistungen enttäuschen immer mehr. Das verunsichert sie, was sie sich aber nicht anmerken lassen. Sie entwickeln zunächst eine Schutzhaltung, indem sie anderen die Schuld an Misserfolgen geben und dadurch ihr seelisches Gleichgewicht wiederherstellen. Sie finden für alles eine Ausrede, oft sind die Schule, der Lehrer, die Mitschüler oder die Geschwister Schuld, die z. B. nicht richtig erklären können oder bei den Hausaufgaben stören. Nach außen hin versuchen diese Hochbegabten mit ihrem Mittelmaß zufrieden zu sein. Ihre innere Verunsicherung reagieren sie mehr oder weniger aggressiv ab und suchen in der Rolle als Klassenkasper ihre Selbstbestätigung. Da sie schnell, spontan und leider auch unüberlegt reagieren, riskieren sie mehr als die anderen, die anfangs gern über deren Verhalten und deren Sprüche lachen. Nach einer gewissen Zeit erntet der Klassenkasper für seine Rolle immer weniger Beifall, dafür mehr Mitleid und Spott. Wird dann die psychische Belastung zu groß, reagieren diese Kinder und Jugendlichen mit Weglaufen oder Verweigerung, zu Hause und in der Schule. Zu dieser Gruppe gehören die hyperaktiven Zappelphilippe, die ihren Mangel an Botenstoffen durch ständiges Bewegen oder großen Rededrang ausgleichen müssen. Auch wenn sie sich noch so große Mühe geben, können sie nicht stillsitzen, nicht ordentlich schreiben und nicht zuhören. Durch ihr Verhalten droht ihnen die Ausgrenzung, keiner will mit ihnen spielen, sie werden nicht von anderen Kindern eingeladen. Das alles macht sie noch wütender und aggressiver, oft entwickeln sie deshalb autoaggressive Handlungen. Sie schlagen sich selbst oder gehen große Risiken ein, um die Anerkennung der anderen zu erreichen. Ihr schlechtes Selbstwertgefühl versuchen sie durch einen starken Willen zu kompensieren, indem sie alles verweigern oder ständig opponieren.

Der unsichere Einzelgänger, der gemobbt und ausgegrenzt wird und depressive Tendenzen entwickelt

Eine weitere Gruppe Hochbegabter mit vorwiegend einem ADS ohne Hyperaktivität, die in der Schule trotz fleißigen Lernens weit unter ihrem möglichen Leistungsniveau bleiben, zieht sich von Anfang an zurück und entwickelt Ängste. Die Kinder und Jugendlichen vermeiden oder sie brechen alle Kontakte zu Gleichaltrigen und Freunden ab und ziehen sich in ihr Zimmer zurück, hören Musik, sehen fern, lesen, machen Computerspiele oder chatten im Internet, was häufig über Jahre hinweg ihre einzige Form der sozialen Kontaktaufnahme darstellt. Oft haben sie viele Facebook-»Freunde«. Sie reagieren sich mit aggressiven Computerspielen ab, identifizieren sich mit deren »Helden« und können dadurch schnell spielsüchtig werden. In der Schule sind sie Einzelgänger, grenzen sich selbst aus, stehen in den Pausen allein herum, sind misstrauisch und glauben, dass die anderen nur schlecht über sie reden. Aufgrund ihres eigenartigen Verhaltens, das die Folge ihrer zunehmenden inneren Verunsicherung ist, werden sie von den anderen gemieden, gehänselt, gemobbt und, da sie sich schnell und unpassend aufregen, auch gern provoziert. Oft brauchen die Mitschüler jemanden, der sich komisch verhält, misstrauisch und überempfindlich reagiert, um dann diesen »schwarzen Peter« zu provozieren, und damit ihre vermeintliche Stärke zu demonstrieren. Für die Betroffenen bedeutet diese Ausgrenzung eine unerträgliche psychische und manchmal auch körperliche Belastung, wenn Handgreiflichkeiten dazukommen. »Mich mag sowieso keiner« ist ein typischer Satz aus dem Mund dieser Kinder und Jugendlichen, der aufhorchen lassen sollte.

Für diesen Typ wird die Schule unerträglich: Er meidet den Schulbus und will von den Eltern in die Schule gebracht und auch wieder abgeholt werden, hat oft Kopf- oder Bauchschmerzen – Erbrechen und Durchfall können hinzukommen – und er fehlt deshalb immer häufiger in der Schule. Setzt man diese Kinder zu sehr unter Druck und verlangt, dass sie in die Schule gehen, fühlen sie sich auch noch von den Eltern abgelehnt und unverstanden. Ohne Ursachenbeseitigung nehmen die Ängste zu und ein Teufelskreis beginnt. Soziale Ängste folgen, Menschen werden gemieden, die Betroffenen fühlen sich ständig beobachtet und entwickeln immer stärker depressive Züge. In ihrem Zimmer haben sie oft ein Tagebuch versteckt, das ihr einziger Freund ist, dem sie sich anvertrauen können; nicht selten sind dort Sätze wie »Ich wäre lieber tot« zu lesen. Ergibt sich eine Gelegenheit, Stärke zu beweisen, können diese Kinder und Jugendlichen aber auch einen starken Willen und ungeahnte Energie entwickeln. Wenn sie sich z. B. einreden, dass ihr Äußeres schuld an der Ablehnung und Ausgrenzung sei, oder wenn sie allen beweisen wollen, dass sie erfolgreich abnehmen können, kann eine Essstörung ihren Anfang nehmen. Von den anderen zu einer Mutprobe aufgefordert, stehlen sie oder lassen sich unüberlegt und spontan zu anderen riskanten Handlungen verleiten, nur um die langersehnte Zuwendung und Anerkennung der anderen zu bekommen.

Der verwöhnte Anspruchsvolle mit sozialem Reiferückstand

Ein anderer Typ hochbegabter Kinder und Jugendlicher mit AD(H)S ist wenig anstrengungsbereit und lässt sich gern verwöhnen. Bei Verunsicherung verhält er sich kleinkindhaft; gefällt ihm etwas nicht, schreit er unvermittelt los und ist schnell beleidigt. Trotz hoher und sehr hoher Intelligenz und guter Noten ohne große Anstrengung verlieren diese Kinder schon in der Grundschule alle Freude am Lernen. Hausaufgaben sind ein lästiges Übel und werden, wenn überhaupt, in der Schule gemacht. Für sie ist nicht die Schule, sondern einzig das Spiel mit Gleichaltrigen oder Älteren interessant. Im Gymnasium kommt es häufig zu einem massiven Leistungsabfall, den die Betroffenen jedoch selten ernst nehmen, da sie ihr Selbstwertgefühl nicht über schulische Erfolge, sondern über soziale Anerkennung beziehen. Aufgrund ihrer hohen Intelligenz, ihrer Kreativität und Furchtlosigkeit werden diese Hochbegabten in der Gruppe anerkannt und können eine führende Rolle einnehmen.

Problematisch wird es, wenn in einer solchen Gruppe geraucht, Alkohol getrunken oder ein Joint herumgereicht wird. Die Beschaffung von Geld, um ins Kino und in Diskotheken gehen zu können, wird nicht selten zur Hauptbeschäftigung. Harmlose Streiche, aber auch kriminelle Handlungen, zumeist unter Alkoholeinfluss, können folgen. Meist erfahren die Eltern vom Treiben ihres Nachwuchses erst über die Polizei. Die überwiegend männlichen Jugendlichen wieder aus solchen Gruppen herauszuholen ist sehr schwer und oft ohne professionelle Hilfe nicht möglich, da die Betroffenen von der Gruppe abhängig sind, wie auch die Gruppe ihre innovativen Ideen braucht. In der Gruppe finden die Jugendlichen etwas, das sie bislang vermissten: Es herrscht eine Rangordnung, gegenseitige Achtung und Vertrauen, Rechte und Pflichten werden von allen eingefordert und sind unbedingt einzuhalten, da man ansonsten die Gruppe verlassen muss. Eine solche Struktur und Hierarchie brauchen diese Jugendlichen, da sie sich allein nicht behaupten können und diese Gruppe zum eigenen Schutz und zur Orientierung benötigen. Dagegen herrscht zu Hause oft ein ambivalenter Erziehungsstil, ohne klare Richtlinien und abhängig von der Laune der Eltern, sodass ihnen die Orientierung schwerfällt. Ohne Lebens- und Berufsperspektive zählen für diese Jugendlichen nur die Ziele der Gruppe.

Vom »Sonnenschein« der Familie zum egozentrischen Tyrannen

Dieser Typ von AD(H)S und Hochbegabung besticht schon frühzeitig durch seine offensichtliche Intelligenz: Seine Art, immer nach dem Zusammenhang zu fragen und diesen stets zu erkennen, sein reicher Wortschatz, mit dem er sprachlich geschickt umgehen kann, begeistern alle Familienmitglieder, die ihm eine erfolgreiche Schulzeit prophezeien. Als »Sonnenschein« der Familie wird ein solches Kind maßlos verwöhnt, ihm wird alles gestattet und alle Wünsche werden erfüllt, Grenzen und Pflichten lernt es nicht kennen. Schnell lernen diese klugen Kinder, Erwachsene zu manipulieren und immer eine Lösung zu finden, wenn es um das Erreichen eigener Belange geht. Sie bekommen und nehmen sich, was sie brauchen, ohne Rücksicht auf andere.

Etwa zwischen dem 11. und 12. Lebensjahr wird aus dem »Sonnenschein« jedoch eine zunehmend dunkle Wolke am Familienhimmel. Die Betroffenen versuchen den Eltern schon früh beizubringen: »Was ich in meiner Freizeit mache, das geht Euch gar nichts an.« Sie verhalten sich oft wie ein jüngeres Kind, wollen aber abends lange mit Freunden zusammen sein, mit den Eltern fernsehen oder in die Diskothek gehen. Die Schule wird immer mehr zur Nebensache; Die Hausaufgaben werden in der Schule, im Bus oder noch kurz vor dem Schlafengehen gemacht. Wegen ihrer schlechten Noten und der geringen Anstrengungsbereitschaft verlassen diese Jugendlichen mehr oder weniger freiwillig das Gymnasium und liegen mit ihren Leistungen meist im Mittelfeld der Realschule. Die Noten schwanken zwischen 1 und 5, je nach Fach und Lehrer. Stellt man sie deshalb zur Rede, haben sie stets zahlreiche Ausreden und Entschuldigungen parat und diskutieren ohne Ende und Einsicht. In ihrem Zimmer herrscht Chaos; übertragene Pflichten, die regelmäßig erledigt werden sollen, machen die Eltern lieber gleich selbst, um Ärger zu vermeiden. Zur Katastrophe kommt es dann bei der Berufswahl und -ausbildung: Kein Beruf ist gut genug, alles ist zu anstrengend und die Vorgesetzten zu fordernd. Gerade bei diesen hochbegabten Kindern und Jugendlichen mit AD(H)S spielt die Erziehung eine herausragende Rolle: Die Eltern müssen feste Grenzen setzen und Absprachen treffen, die auch kontrolliert und eingehalten werden, um so das Chaos der Gedanken, deren oberflächliche Wahrnehmung und deren fehlendes Zeitgefühl zu strukturieren. Stress verkraften die Betroffenen gut und leiden wenig darunter, eigentlich brauchen sie ständige Aktion, damit ihre Gedanken ausgerichtet sind. Deshalb sollte ihre Erziehung ruhig, gelassen, konsequent und voller Verständnis für ihre Problematik sein, ohne diese zu akzeptieren. Sätze wie »Ich verstehe Dich.«, »Ich helfe Dir«, »Du kannst Dich auf mich verlassen, aber »ich erwarte von Dir,« sollten den Alltag prägen. Eltern, die ihre Kinder verwöhnen, ernten später meistens Undank, da diese Kinder eine Tendenz zum egozentrischen Tyrannen entwickeln. Eltern, die konsequent, aber liebevoll erziehen, werden von ihren Kindern später geachtet, weil das Kind spürt, dass es sich auf seine Eltern verlassen kann. Natürlich ist dieser konsequente Erziehungsstil für alle anstrengender, er muss in früher Kindheit einsetzen, aber er lohnt sich.

Das fleißige und angepasste AD(H)S-Kind mit Lese-Rechtschreib-Schwäche oder Rechenschwäche

Dieser AD(H)S-Typ ist im Kleinkindalter pflegeleicht, ruhig und angepasst, erst im Laufe der Grundschule oder auf dem Gymnasium zeigen sich zunehmend Schwächen im Rechnen, Schreiben oder Lesen.

Bis vor einigen Jahren glaubten die Pädagogen, besondere Übungsprogramme seien die einzige Hilfe für diese Kinder. Inzwischen hat sich jedoch gezeigt, dass diesen Kindern wesentlich besser geholfen werden kann, wenn diese Art der Teilleistungsstörung als Folge eines AD(H)S erkannt und dementsprechend behandelt wird, was auch bei einem Großteil der Betroffenen der Fall ist. Da der Zusammenhang von AD(H)S und Rechtschreibschwäche bzw. Rechenschwäche jetzt immer öfter anerkannt und akzeptiert wird, besteht eine gute Chance, den Kindern erfolgreich zu helfen. Voraussetzung ist jedoch eine frühzeitige Diagnose und Therapie, je nach Schwere der Symptomatik, die möglichst schon vor der Einschulung beginnen sollte.

Durch gezieltes und wiederholtes Üben können sich dichte Lernbahnen ausbilden, die die Informationen vom Arbeitsgedächtnis in die entsprechenden Zentren »ohne Umwege« weiterleiten. Wenn Üben allein jedoch nicht ausreicht, dann sollte das Üben durch eine Stimulanzientherapie unterstützt werden. Stimulanzien gleichen die Unterfunktion des Stirnhirnes aus und damit die Reizüberflutung und sie erhöhen die Botenstoffdichte in den Synapsen. So werden nur die aktuell wichtigen Informationen aufgenommen und weitergeleitet, Konzentration und Arbeitsgeschwindigkeit deutlich verbessert. Es können sich dicke Lernbahnen ausbilden, die die Automatisierung von Lernprozessen beschleunigen.

3.3.3 Hochbegabte mit Teilleistungsstörungen

Werden diese Kinder nicht früh genug behandelt, können ihre Defizite etwa ab dem dritten Schuljahr sie psychisch sehr belasten und zum echten Problem werden. Da sie das Gelernte nicht ausreichend abspeichern und sie aufgrund ihrer Konzentrationsschwäche nicht gelernt haben, beim Schreiben mitzudenken, müssen sie mithilfe einer Therapie an ihrer Lernstrategie arbeiten und wichtiges so lange üben, bis es aktuell verfügbar ist. Üben mit Stimulanzien wird erfolgreicher, das Selbstbewusstsein verbessert sich, weil diese Kinder nun die Erfahrung machen: »Wenn ich übe, kann ich auch fehlerfrei schreiben.«

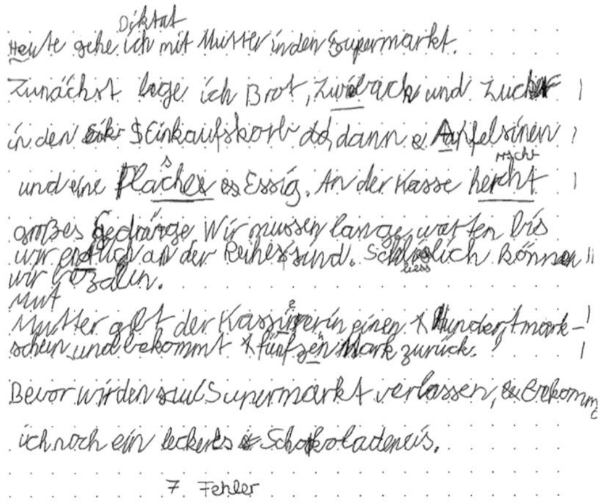

Abb. 10: Diktat einer Hochbegabten mit Rechtschreibschwäche und AD(H)S

Ähnlich verhält es sich bei der Rechenschwäche. Hier werden die Grundrechenarten nicht automatisiert und gelernte Rechenwege nicht abgespeichert, sodass sie nach einem längeren Zeitraum nicht mehr zur Verfügung stehen. Auch das Lösen von Textaufgaben ist für manche Kinder mit AD(H)S trotz Hochbegabung ein Problem.

Die Aufgabe lautet:

Besuch beim Ponyhof

Preisliste:
Vollpension: 75 Euro, (d. h. für Übernachtung und Essen)
Reitstunde: 9 Euro
Ausritt: 15 Euro

1. Heike bleibt zwei Tage mit Übernachtung auf dem Ponyhof und nimmt vier Reitstunden
   Wie viel Euro muss sie insgesamt bezahlen?
2. Roland verbringt dort einen Tag mit Übernachtung, nimmt zwei Reitstunden und macht noch einen Ausritt
   Wie viel Euro muss er für den gesamten Tag bezahlen?
3. Claudia bekommt von ihrer Oma 100.– Euro für Reitstunden und Ausritt. Wie viele Reitstunden kann sie noch nehmen, wenn sie dreimal am Ausritt teilnehmen möchte?

3.3 Hochbegabte mit AD(H)S und deren ganz unterschiedlicher Symptomatik

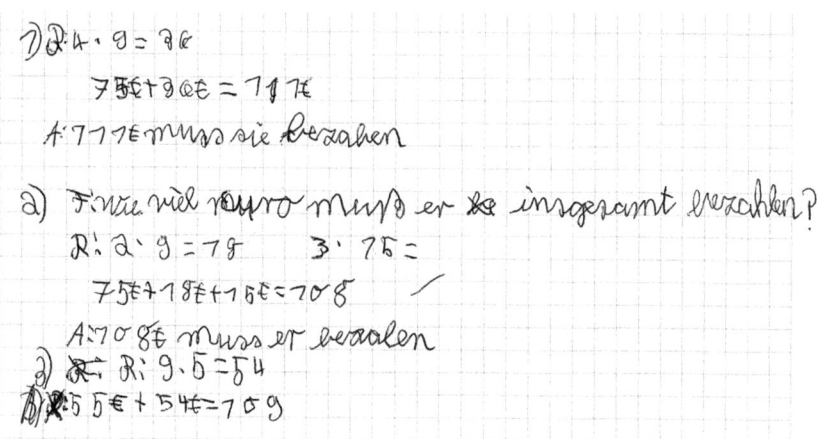

Abb. 11: Ein hochbegabter Viertklässler mit AD(H)S und Rechenschwäche und seine Probleme beim Lösen von Textaufgaben

Anfangs habe ich mich bei Gesprächen gewundert, wenn ein Schüler behauptete, er habe ein bestimmtes Thema im Unterricht nicht gehabt, was kaum möglich sein konnte. Jetzt weiß ich, dass er den Stoff in der Zwischenzeit vergessen hatte und er sich nicht mehr daran erinnern konnte.

> Unsicherheiten in den Grundrechenarten, ein langsames Arbeitstempo, Rechenfehler durch Konzentrationsschwäche und eine mangelnde schnelle Verfügbarkeit des Rechenweges führen dazu, dass selbst hochbegabte Schüler in den oberen Klassen in Mathematik versagen und die Note 5 bekommen.

Als Beispiel möchte ich Simone nennen. Sie hat ein ADS ohne Hyperaktivität und ist hochbegabt. Trotzdem hätte sie das Abitur wegen ihrer schlechten Note in Mathematik beinahe nicht bestanden. Sie vergaß früher einmal gekonnte und wichtige Rechenwege und muss manchmal noch mithilfe der Finger rechnen. Besonders unter Stress in Prüfungen versagte sie. Ihre Rechenschwäche ist offensichtlich, fand aber bei den Schulbehörden keine Berücksichtigung. Durch die viel zu späte, aber noch erfolgreiche Behandlung ihrer AD(H)S-bedingten Rechenschwäche konnte Simone ihr Abitur gerade noch bestehen. Während der Behandlung mit Stimulanzien wurden alle wichtigen Rechenwege wiederholt und eingeübt.

Dieser Fall zeigt, wie wichtig es ist, Teilleistungsstörungen rechtzeitig zu erkennen und zu behandeln. Sind diese Störungen eine Folge von AD(H)S, ist die Behandlung einfacher und erfolgreicher. Werden diese Kinder und Jugendlichen nicht behandelt, können sie zeitversetzt psychisch erkranken. Besonders Hoch- und sehr Begabte leiden unter diesen Defiziten besonders stark. Deshalb ist es wichtig, Belastungen mit negativem Dauerstress als mögliche Ursache für spätere psychische Erkrankungen zu vermeiden.

3.4 Lerntraining für Hochbegabte mit AD(H)S

Dazu empfehle ich für Hochbegabte mit AD(H)S das folgende Lerntraining:

- Langsam und schrittweise vorgehen nach Plan
- Pünktlich anfangen und sich motivieren für einen Erfolg
- Den Lernstoff laut wiederholen, dabei umhergehen, das verbessert die Konzentration
- Seine besonderen visuellen Fähigkeiten nutzen
- Ausreichend Pausen mit körperlicher Bewegung, aber ohne Bildschirm, nach 15 oder 30 Minuten intensiven Lernens einlegen
- Sich abfragen lassen, wichtiger Lernstoff sollte dreimal wiederholt werden
- Prüfungssituationen gedanklich mit Tagtraumtechnik durchspielen mit positivem Ausgang
- Registrieren von Erfolgen mit einer abendlichen positiven Reflexion, »was war heute besonders gut?«

Alle AD(H)S-Betroffenen können erfolgreich lernen, wenn erforderlich mithilfe von Stimulanzien, sie profitieren alle von den folgenden besonderen Lernmethoden mit festen Strukturen.

Das hat sich bei meinen Patienten immer wieder bewährt:

- Ein Hausaufgabenheft führen und Erledigtes abhaken
- Feste Hausaufgabenzeiten ohne Störungen (kein Anruf von Freunden, kein Handykontakt, keine Musik)
- Strukturiert nach Plan arbeiten mit Zeitvorgabe
- Sich auf das Wesentliche konzentrieren, das aber intensiv lernen
- Laut wiederholen und dabei umhergehen
- Wichtiges sollte viermal die Lernbahnen durchlaufen: 1. Beim Lernen, 2. Beim lauten Wiederholen, 3. Beim Abfragen, 4. Vor dem Schlafengehen durchlesen
- Im Rechnen einen Lösungsweg sicher beherrschen
- Unnötiges Abschreiben vermeiden, es blockiert die Motivation und vergeudet Arbeitskraft
- Visuelles Einprägen fördern
- Wichtiges immer abfragen lassen, ohne abwertende Kommentare durch die Eltern
- Täglich lernen, den Lernstoff einteilen, auch wenn keine Hausaufgaben vorliegen

Viele Hochbegabte mit AD(H)S leiden unter ihrem schlechten Selbstwertgefühl und ihren Problemen im Umgang mit anderen, von denen sie sich nicht verstanden fühlen. Ohne fachgerechte Behandlung können sie sich nicht entfalten und entwickeln infolge ihrer inneren Verunsicherung bei hohem Selbstanspruch einen negativen Dauerstress als Ursache für spätere psychische oder psychosomatische Erkrankungen.

3.4 Lerntraining für Hochbegabte mit AD(H)S

> Eine psychische Krankheit ist eine krankhafte Störung der Wahrnehmung, des Verhaltens, der Erlebnisverarbeitung, der sozialen Beziehungen und der Körperfunktionen.

Anhaltender negativer Stress in der Kindheit bahnt den Weg für psychische Störungen, die wiederum Ausgangspunkt für organische Erkrankungen sein können, da Körper und Seele eine Einheit bilden.

Aus diesem Grund sollten bei allen sehr Begabten, die unter ihren Möglichkeiten bleiben und darunter leiden, nach den Ursachen ihrer Probleme gesucht werden, um ihnen helfen zu können. Hierbei unbedingt durch eine gründliche Diagnostik ein AD(H)S ausschließen oder erkennen. Eine Frühbehandlung lohnt sich immer, da sie Selbstwertgefühl und Lebensqualität verbessert, zum anderen stressassoziierte Krankheiten verhindert. Besonders ein ADS ohne Hyperaktivität wird oft lange übersehen und somit viel zu spät behandelt.

Hochbegabte können AD(H)S-Symptome lange kompensieren, dann aber je nach emotionaler oder sozialer Belastung früher oder später dekompensieren und therapiebedürftig werden. Manchmal ist das auch erst auf dem Gymnasium oder zu Beginn des Studiums der Fall. Therapie bedeutet bei AD(H)S: Ein individuelles problemorientiertes und persönlichkeitsbezogenes Programm mit Lern- und Verhaltensstrategien praktizieren, wenn erforderlich auch mithilfe von Stimulanzien.

4 Eine hohe Begabung garantiert keinen Schulerfolg

4.1 Warum versagen sehr begabte Kinder und Jugendliche manchmal in der Schule und im Leben?

Die Ursachen für Schulprobleme Hochbegabter sind äußerst vielfältig.

Hochbegabte Kinder versagen in der Schule, weil:

- sie eine angeborene Störung der Wahrnehmung und deren Verarbeitung haben
- ihre Sinneswahrnehmungen ungenügend gefiltert werden
- sie sich nicht ausreichend und für längere Zeit konzentrieren können
- sie einmal Gelerntes schnell wieder vergessen
- sie unzureichend auf die Schule und deren Anforderung vorbereitet wurden
- sie nicht begabungsorientiert gefordert und gefördert werden
- sie mit Computerspielen ihr Arbeitsgedächtnis überlasten und so das zuvor Gelernte nicht verarbeitet und abgespeichert werden kann
- sie zu wenig Ruhe bei den Hausaufgaben haben
- ihnen Vorbilder fehlen, an denen sie sich orientieren können
- ihnen die Motivation für das Lernen und kreatives Gestalten fehlt
- sie psychisch instabil, leicht zu kränken und viel zu empfindlich sind
- ihnen die Anerkennung der anderen fehlt, sie innerlich verunsichert sind und kein ausreichendes Selbstvertrauen haben
- ihre Umgebung ihnen dauernd Stress bereitet und sie diesen schlechter abreagieren können
- wichtige Voraussetzungen für eine normale Entwicklung beeinträchtigt sind aufgrund ihrer besonderen Art der neuronalen Vernetzung im Gehirn

Ob ein Kind sein angelegtes Intelligenzpotenzial optimal entwickeln und anwenden kann, hängt also von diesen äußeren und inneren entwicklungshemmenden Faktoren ab. Wird die Entwicklung des Kindes in den ersten zehn Lebensjahren durch ungünstige Einflüsse gehemmt, kann dies die Lern- und Leistungsfähigkeit wesentlich und dauerhaft beeinträchtigen. Insbesondere das Alter zwischen sechs und zwölf Jahren ist eine sensible Phase für die Ausbildung der psychischen Stabilität, der Leistungsbereitschaft und des Selbstbewusstseins. Eltern, Kindergarten, Schule, Ärzte und soziales Umfeld müssen in dieser wichtigen Phase dafür sorgen, Entwicklungsstörungen des Kindes zu vermeiden und sie gegebenenfalls frühzeitig zu erkennen und zu behandeln.

Je mehr entwicklungshemmende Faktoren gleichzeitig, länger und intensiver einwirken, umso stärker werden die intellektuellen Fähigkeiten und die psychische Stabilität lebenslang beeinträchtigt. Bei Störungen der Konzentration und der Daueraufmerksamkeit haben sich folgende Maßnahmen in der Praxis erfolgreich bewährt:

- regelmäßige sportliche Betätigung
- tägliches Konzentrationstraining
- Entspannungsübungen, individuell angepasst
- einen ruhigen Arbeitsplatz zu schaffen
- Fernsehen oder Computerspiele nach der Schule und vor den Hausaufgaben zu untersagen
- nach dem Lernen eine Pause mit körperlicher Bewegung in frischer Luft einzulegen
- sich für eine konkrete Aufgabe mit Selbstinstruktionen, z. B. »jetzt muss ich mich konzentrieren«, »jetzt muss ich anfangen« zu motivieren
- einen aufgeräumten Arbeitsplatz einzurichten
- störende Geräusche vermeiden (Fernsehen, Radio, Telefon und Handy sind ausgestellt), Geschwister und Haustiere dürfen nicht ablenken
- eine feste Hausaufgabenzeit zu vereinbaren, in der Ruhe im Haus herrscht und keine Freunde anrufen, um sich zum Spielen zu verabreden
- selbständiges Arbeiten nach einem Plan anzustreben
- zügig, ohne große Pausen zu arbeiten
- die Aufgaben erst nachzusehen, wenn alle Arbeiten erledigt sind, um die Motivation wegen möglicher Diskussionen bei der Fehlerkorrektur nicht zu gefährden
- auf eine Kontrolle der Hausaufgaben erst zu verzichten, wenn man sicher weiß, dass alles ordentlich und richtig gemacht wird; Stichproben in größeren Abständen sind weiterhin erforderlich

> Ist trotz entsprechender Maßnahmen keine Besserung der Konzentrationsschwäche in Sicht, sollte nach anderen Ursachen gesucht und besonders ein ADS mit oder ohne Hyperaktivität ausgeschlossen werden.

Allerdings kann man sich bei der Diagnose nicht nur auf einzelne Auffälligkeiten verlassen. So können sich AD(H)S-Betroffene zeitweilig sogar sehr gut konzentrieren, wenn eine Beschäftigung für sie interessant ist, können sie hyperfokussieren und alles um sich herum vergessen. Kinder mit AD(H)S spielen oft stundenlang mit Lego-Steinen oder Barbie-Puppen, sitzen am Fernseher konzentriert und still, machen intensiv Computerspiele oder hören interessiert immer wieder die gleichen Geschichten. Dagegen fällt es ihnen bei Routinearbeiten wie Hausaufgaben oder bei monotonem Unterricht mit einem uninteressanten Thema schwer, die Konzentration lange aufrecht zu erhalten. Die Kinder lassen sich dann schnell und gern ablenken, werden motorisch und innerlich unruhig, spielen vor sich hin oder träumen.

Viele sehr begabte Kinder und Jugendliche mit AD(H)S, die einen hohen Leistungsanspruch an sich haben und leistungsmotiviert sind, strengen sich sehr an, um dem Unterricht folgen zu können. Nach der Schule sind sie dann stark erschöpft und benötigen eine längere Erholungspause; manche brauchen regelmäßig ein bis zwei Stunden Schlaf und können erst danach die Hausaufgaben machen.

> Bei einem Aufmerksamkeitsdefizitsyndrom ist eine gute Konzentrationsfähigkeit möglich, allerdings nur bei starkem Interesse und großer Motivation.

Sehr begabte und leistungsorientierte Kinder, Jugendliche und natürlich auch Erwachsene können mit viel Anstrengung ihre Konzentrationsschwäche über eine gewisse Zeit kompensieren, so dass ihre Defizite für den Außenstehenden nicht ohne weiteres erkennbar sind. Wenn sie einer interessanten Tätigkeit nachgehen, können sie sich sehr gut und auch über einen längeren Zeitraum konzentrieren. Bei monotoner Tätigkeit oder bei zunehmender Belastung – das ist manchmal erst im Gymnasium der Fall – kommt es zur Leistungsbeeinträchtigung, d. h. die Noten werden schlechter, vorwiegend im schriftlichen, weniger im mündlichen Bereich. Da diese Kinder und Jugendlichen sehr unter ihren Misserfolgen leiden, versuchen sie diese durch gründliches und vermehrtes Lernen auszugleichen und setzen sich unter Druck. Aufgrund hoher innerer Anspannung kann es in der Folge stressbe-

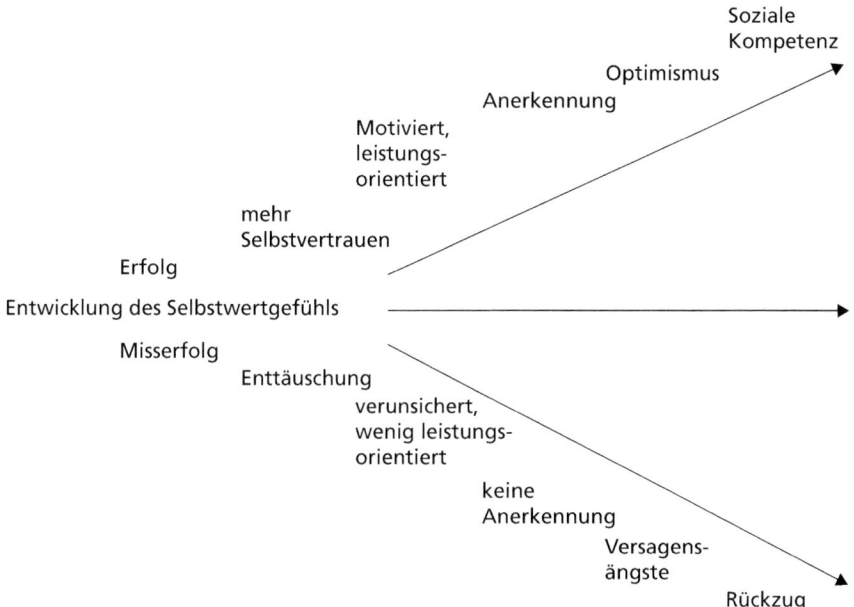

Abb. 12: Der Weg vom Erfolg zum Selbstwertgefühl ist vorprogrammiert

dingt zu Blackouts und Panikattacken während der Leistungskontrollen in der Schule und beim Studium kommen. Im Studium fällt die in der Schulzeit vorgegebene Struktur weg, es wird viel mehr Selbstdisziplin erwartet. Können die sehr und hochbegabten Kinder und Jugendliche trotz größerer Anstrengung ihr Leistungsniveau im Studium nicht halten, führt dies zu innerlicher Verunsicherung, zu negativem Dauerstress und zur Resignation. Die Betroffenen reagieren mit Versagensängsten oder mit aggressivem Verhalten gegen sich und gegen die Umwelt.

4.2 Die Negativspirale am Beispiel von Simon, 17 Jahre alt, hochbegabt, hat ein ADS mit Lese-Rechtschreib-Schwäche und depressiver Verstimmung

Nicht jedes Kind, das im Gymnasium versagt, ist überfordert. Um die Ursachen herauszufinden und der Entwicklung einer Negativspirale entgegenzuwirken, sollte durch professionelle Hilfe eine gründliche Diagnostik erfolgen.

Eine Negativspirale beginnt mit Versagen im Leistungsbereich, Enttäuschungen und Verunsicherung; Versagensängste, psychische und psychosomatische Beschwerden, denen ein mangelhaftes Selbstvertrauen folgt. Schließlich steht am Ende häufig eine psychisch bedingte Krankheit, die die Lebensqualität der Betroffenen über einen längeren Zeitraum wesentlich einschränkt. Um diese Negativspirale aufzuhalten, ist eine Diagnostik erforderlich, die nach den Ursachen der Schulprobleme sucht.

> Ein AD(H)S mit seiner Steuerungsschwäche der Gefühle, Überempfindlichkeit, veränderter Wahrnehmung und schlechtem Selbstbild infolge kognitiver Defizite ist häufig die Voraussetzung für zahlreiche stressbedingte psychische Störungen. Besonders sehr begabte Kinder und Jugendliche sind gefährdet, da sie ausgesprochen heftig unter ihren Defiziten leiden, wie die Geschichte von Simon zeigt.

Simon ist 17 Jahre alt und hat eine überdurchschnittlich hohe Intelligenz. Leider kann er davon nur in Mathematik und Physik profitieren, da er eine Konzentrationsschwäche und Probleme bei der Verarbeitung von Informationen sowie eine beeinträchtigte Merkfähigkeit hat, deren Folge unter anderem eine Lese-Rechtschreib-Schwäche ist. Verschiedene Therapeuten konnten die eigentlichen Ursachen für Simons Probleme nicht herausfinden. Zwar befolgte er die vielen guten Ratschläge der Therapeuten anfangs, doch halfen sie auf Dauer nicht. Resigniert stellt sich der Junge die Frage: Warum fällt mir manches so schwer, warum vergesse ich so viel, warum bin ich so empfindlich?

Vor zwei Jahren war Simon über mehrere Monate in einer Kinder- und Jugendpsychiatrischen Klinik. Dort wurden eine Emotionsstörung mit depressiven Tendenzen und eine Hochbegabung festgestellt. Inzwischen hört die Mutter von einem Aufmerksamkeitsdefizitsyndrom, bei dem Lese-Rechtschreibschwäche, Antriebsarmut, langsames Arbeitstempo, Träumen in der Schule und zeitweilige depressive Verstimmungen gehäuft vorkommen. Sie informiert sich und entdeckt viele Symptome bei ihrem Sohn. Manchmal glaubt sie, in den Büchern sei über ihn berichtet worden. Während Simon inzwischen alle weiteren Therapien ablehnt, schöpft seine Mutter neue Hoffnung, dass ihrem Jungen doch noch geholfen werden kann.

Wie seine Mutter berichtet, war Simon schon immer ein ruhiges, eher ängstliches Kind, das sich selbst wenig zutraute. Den Kindergarten besucht er nur gemeinsam mit seiner Schwester; nach ihrer Einschulung bleibt er zu Hause und beschäftigt sich allein. Nur mit großer Mühe lernt er in der 4. Klasse das Radfahren und ist seitdem nie wieder Fahrrad gefahren. Auf die Schule freut er sich und geht gerne in die 1. Klasse. Simon lernt fleißig und gut und macht die Hausaufgaben selbständig und sorgfältig. Nur sein Schriftbild ist von Anfang an »krakelig«, da er die Linien nur schlecht einhalten kann und die Zahlen undeutlich schreibt. Die Lehrerin legt Wert auf ein gutes, regelmäßiges Schriftbild. Simon kann sich aber noch so viel Mühe geben, seine Schrift zu verbessern, er erhält niemals ein Lob, sondern hört stets: »Du musst mehr üben!« In der 2. Klasse macht er trotz Übens viele Fehler im Diktat, sein Schriftbild wird schlechter, rechnen kann er jedoch schnell und richtig.

In der 3. Klasse wird auch das Rechnen problematisch, weil er den Inhalt der Textaufgaben nicht erfasst. Ab der 4. Klasse gilt er schließlich als Legastheniker und erhält Förderunterricht sowie eine Befreiung von der Benotung bei schriftlichen Klassenarbeiten.

Zu den schulischen Schwierigkeiten kommen Probleme im Umgang mit anderen Kindern hinzu, die ihn belasten und die er sich nicht erklären kann. Seine Klassenkameraden möchten ihn nicht zum Freund haben. Will er sich nachmittags mit ihnen zum Spielen verabreden, behaupten sie, keine Zeit zu haben, spielen dann aber doch mit anderen. Auch zu Geburtstagen wird er nie eingeladen.

Simon hat eine Schwester, die von klein auf sehr lebhaft, impulsiv und anstrengend ist, viele Unfälle hat und wegen ihres Verhaltens in der Schule und zu Hause der Mutter viel Kraft und Zeit kostet. Die Schwester bekommt vom Kinderarzt kurzzeitig Ritalin verordnet, jedoch ohne wesentlichen Erfolg. Auch sie ist hochbegabt, ihre Schulleistungen liegen im Gymnasium im Durchschnittsbereich, sie kann das Abitur bestehen und bemüht sich jetzt um einen Studienplatz. Die Mutter ist berufstätig und alleinerziehend, der Vater verlässt die Familie, als Simon zehn Jahre alt ist, und hält sich nicht mehr in Deutschland auf.

Der Beschluss der Lehrerkonferenz am Ende der 11. Klasse, dass Simon das Gymnasium verlassen müsse, weil bei ihm die Voraussetzungen für die Qualifikationsphase der 12. und 13. Klasse nicht vorhanden seien, bedrückt alle. Deshalb ist Simon bereit, noch einmal zu einem Therapeuten zu gehen.

Simon ist bei der Untersuchung sehr wortkarg, verzieht keine Miene und antwortet mit auffallend kurzen Sätzen. So meint er, er habe keine Probleme und wolle nur auf der Schule bleiben und bessere Zensuren haben. Zur Begründung seiner schlechten Leistungen gibt Simon an, dass es ihm in der Schule stets langweilig sei und er immer an etwas anderes denken müsse. Zum Lernen könne er sich nur schwer und kurzzeitig motivieren. Seine Freizeit verbringe er fast nur zu Hause, er mache am Computer Rollenspiele, sehe fern, lese Comics oder höre Musik.

Im Gespräch fallen seine gute Reflexionsfähigkeit und seine Art, kluge Antworten zu geben, auf. Er spricht zwar leise und überlegt lange, aber was er sagt, ist sehr gut durchdacht. Simon ist stolz auf das gute Ergebnis eines früheren Intelligenztests. Im Raven-Matrizentest, ein nonverbaler Test für logisches und abstraktes Denken, löst er auf Anhieb alle Aufgaben fehlerfrei und genießt die dafür ausgesprochene Anerkennung. In der Rechtschreibung dominieren Fehler in der Groß- und Kleinschreibung und bei den Doppellauten. Es gibt keinen Hinweis auf Legasthenie, wohl aber auf konzentrationsbedingte Rechtschreibfehler, die er durch Buchstabieren der Wörter selbst korrigieren kann. Er schreibt zügig und ohne lange zu überlegen. Die psychometrische Testung ergab keinen Anhalt für eine Depression oder eine beginnende Psychose.

Für das Vorliegen eines ADS ohne Hyperaktivität bei Simon sprechen folgende Punkte:

- Auffallend schlechte Konzentration
- die Schwierigkeit, mit den Hausaufgaben anzufangen
- die geringe Lernmotivation bei sehr guter Intelligenz und die hohe Ablenkbarkeit bei der Erledigung schriftlicher Hausaufgaben
- ein auffallend langsames Arbeitstempo, das aber nicht konstant langsam ist, sondern von Interesse und Motivation abhängt
- die geringe Daueraufmerksamkeit bei Routineaufgaben
- schnelles Vergessen gelernter Dinge
- viele Flüchtigkeitsfehler, die Simon selbst nicht bemerkt und die ihm immer wieder passieren, obwohl er sich bemüht, diese zu vermeiden
- seine graphomotorischen, fein- und grobmotorischen Störungen
- die auditive und visuomotorische Wahrnehmungsstörung
- Träumereien im Unterricht
- seine Schwierigkeiten im Umgang mit Gleichaltrigen
- seine große Empfindlichkeit mit Rückzug in die Isolation, die ihm zum Selbstschutz dient
- langsame und unpassende verbale Reaktionen

Diese Aspekte weisen auf eine neurobiologisch bedingtes AD(H)S-Symptomatik hin mit Botenstoffmangel und Beeinträchtigung der Stirnhirnfunktionen, die aber mit Stimulanzien erfolgreich behandelt werden kann, vorausgesetzt Simon arbeitet mit. Unter der Therapie mit Stimulanzien muss er vieles noch einmal lernen, also den Lernstoff nachholen. Alles, was infolge der Reizverarbeitungsschwäche nicht im Langzeitgedächtnis abgespeichert werden konnte, muss neu als Wissen erworben und dabei das Arbeitstempo beschleunigt werden.

Die Stimulanzientherapie hat eine Steigerung der schulischen Leistungsfähigkeit, eine Beschleunigung des Arbeitstempos, ein besseres Selbstwertgefühl, das Erreichen einer altersentsprechenden Persönlichkeitsreife mit sozialer Kompetenz zum Ziel und umfasst weit mehr als nur die Einnahme von Tabletten. Bei Simon reichte eine Behandlung mit Methylphenidat nicht aus, sein langsames Arbeitstempo verbunden mit Antriebsarmut, Initiativlosigkeit und ausgeprägter Überempfindlichkeit konnten erfolgreicher mit einem Amphetaminpräparat behandelt werden.

Mit einer Behandlung mit Amphetaminen, die ich in einzelnen Fällen einsetze, habe ich im Rahmen eines multimodalen Behandlungskonzeptes gute Erfahrungen gemacht und nutze sie für Jugendliche, die trotz fleißigen Lernens und hoher bis sehr hoher Intelligenz infolge ihres AD(H)S mit großen Gefühlsschwankungen und depressiven Verstimmungen unter ihren Möglichkeiten bleiben. Diese Betroffenen haben trotz hohem IQ eine Impulsteuerungsschwäche mit beeinträchtigter emotionaler Intelligenz.

Bei der psychometrischen Untersuchung von sehr begabten Kindern wie Simon fiel mir immer wieder auf, dass sie gut über sich und andere reflektieren können, großen Wert auf nachvollziehbare Erklärungen legen und viel von ihren Problemen verdrängen. Beginnen sie über sich zu sprechen, merkt man, was für ein großer Leidensdruck besteht.

4.3 Die besondere Art der AD(H)S bedingten Verarbeitung von Informationen und ihre Auswirkung auf die intellektuelle Entwicklung

Unsere Sinnesorgane sind die Werkzeuge der Wahrnehmung von Informationen und ihrer Verarbeitung. Zu den fünf Sinnen gehören, in der Reihenfolge ihrer Entwicklung, das Fühlen, Riechen, Schmecken, Hören und Sehen. Das Zusammenspiel aller Sinne in Form einer sensorischen Integration ermöglicht erst ihre volle Funktionsfähigkeit. Sind diese Werkzeuge in ihrer Funktion eingeschränkt, können Entwicklung und Leistungsfähigkeit auch bei sehr begabten Kindern beeinträchtigt werden. Gerade sehr und hochbegabte Kinder und Jugendliche wollen immer ganz genau wissen, warum sie diese Schwierigkeiten haben und wie das AD(H)S ihr Denken und Handeln beeinflusst. Sie verstehen dadurch auch viel besser dessen Behandlung, warum sie wie mitarbeiten müssen, damit die Behandlung erfolgreich wird.

4.3.1 Die Körperwahrnehmung

Die Wahrnehmung des Körpergefühls ist zur Entwicklung von Körperkoordination und Bewegungsplanung erforderlich. Kinder mit ausgeprägten Wahrnehmungs-

4.3 Die besondere Art der AD(H)S bedingten Verarbeitung von Informationen

störungen zeigen häufig Auffälligkeiten in der motorischen Entwicklung. Hinweise auf eine gestörte motorische Entwicklung sind schon im Säuglingsalter zu finden. So krabbeln die Kinder nicht, sondern robben oder rutschen am Boden entlang; danach können sie meist problemlos laufen lernen, fallen aber öfter hin. Später fallen Rad fahren und schwimmen schwer, hüpfen auf einem Bein und der Hampelmann-Sprung gelingen nur mühsam. Im Sportunterricht können die Kinder den Bewegungsablauf nicht gut steuern, obwohl sie bewegungsfreudig sind und viel Körpereinsatz zeigen. Balancieren gelingt rückwärts kaum, da die Augenkontrolle fehlt.

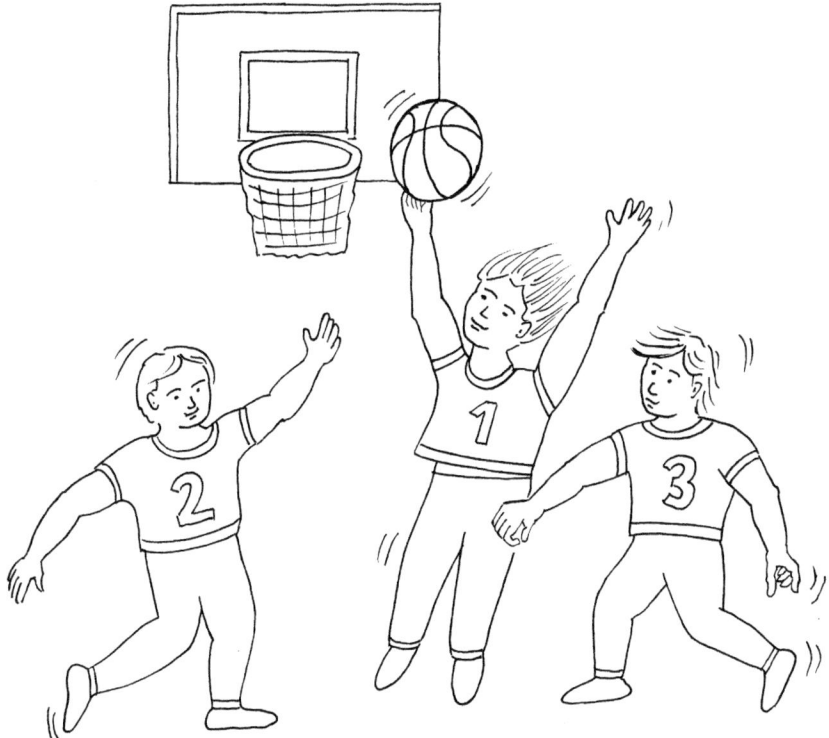

Abb. 13: Bewegung und Wahrnehmung müssen von klein auf trainiert werden

4.3.2 Die große Bedeutung von Sport und Bewegung

Sich wiederholende Bewegungsmuster, wie z. B. Sport werden als Informationen in bestimmten Zentren des Gehirns gespeichert und sie bilden Leitungsbahnen aus (ähnlich einer »Autobahn«), die durch Automatisierung schnellere Bewegungsabläufe ermöglichen. Eine sehr gute Bewegungs- und Koordinationsschulung erfolgt durch jede Art von Sport, z. B. beim Ballspielen, Balancieren und Klettern. In jedem

Fall baut Sport Stress, innere Unruhe und auch Hyperaktivität vorübergehend ab. Ein psychisches Gleichgewicht wird somit schneller wieder erreicht.

Kinder und Jugendliche mit einem ADS ohne Hyperaktivität profitieren sehr von Sportarten mit schnellem Bewegungswechsel, wie z. B. Tischtennis, Tischfußball, Jonglieren, Trampolinspringen und von allen Ballsportarten. Dagegen bevorzugen die Hyperaktiven Power-Sportarten, die Geschick und Schnelligkeit erfordern. Sie haben meist ein schnelles und gutes Reaktionsvermögen, was ihnen z. B. beim Skifahren, Surfen und auch bei allen Ballsportarten Vorteile und Anerkennung verschafft. Ich kannte viele, die als Torhüter sehr erfolgreich waren.

Sport fördert nicht nur die Reaktionsgeschwindigkeit, sondern auch die Aufmerksamkeit und die kognitiven Fähigkeiten. Das sollte auch bei den Hochbegabten mit AD(H)S mehr Beachtung finden.

Thomas Lukowski von der Technischen Universität München, Abteilung Sport- und Gesundheitswissenschaften berichtet in der Zeitschrift »DNP – Der Neurologe & Psychiater« Jahrgang 2013, Heft 14 in einem Artikel: »Sport und Psyche – Positive psychische Wirkung und wichtiger Therapiebaustein« über viele interessante Studien zu diesem Thema. Sportliche Aktivitäten können z. B. den Verlust von Gedächtniszellen im Alter aufhalten und die Synapsenbildung (Bildung von Schaltstellen) bei Kindern fördern und bisher »stumme« Nervenzellen aktivieren. Ein moderates 15-minütiges Fahrradergometer-Training steigerte bei Grundschülern die Konzentration und Aufmerksamkeit, auch der »Zappelphilipp« wird ruhiger. Dass Sport die Aufnahmefähigkeit im anschließenden Schulunterricht verbessert, konnten 2013 Neurophysiologen der Universität Bochum (Arbeitsgruppe: Tobias Schmidt-Wilcke, Prof. für Neurologie) zeigen, da Sportler in bestimmten Hirnbereichen z. B. auch im Arbeitsgedächtnis mehr Nervenzellen haben als Nichtsportler. Sie konnten dadurch Informationen schneller erfassen und Entscheidungen leichter treffen.

Zusammenfassung

Sport aktiviert den Stirnhirnbereich, was die Aufmerksamkeit verbessert sowie innerlich und äußerlich beruhigt. Langfristig betrachtet, steigert eine regelmäßige sportliche Betätigung die kognitiven Leistungen und die Geschwindigkeit bei der Verarbeitung von Informationen. Es wäre also erstrebenswert, dies mehr zu beachten und eine sportliche Betätigung in Zukunft im Rahmen eines Multimodalen Therapieprogrammes bei AD(H)S zu integrieren. Ich habe bei meinen AD(H)S-Patienten die positive Wirkung von Sport auf den Therapieverlauf oft bemerkt.

4.3.3 Das Hören und die auditive Wahrnehmung

Das Hören und die Verarbeitung des Gehörten erfolgen in bestimmten Zentren des Gehirns (auditive Wahrnehmung). Spracherwerb, Sprachbenutzung und Sprachverständnis sind ohne das Hören nicht möglich.

4.3 Die besondere Art der AD(H)S bedingten Verarbeitung von Informationen

Bei guter Reizfilterung kann man sich trotz Nebengeräuschen gut auf die wichtigen Informationen konzentrieren und diese auch abspeichern. Alles Nebensächliche wird ausgeblendet und nicht bewusst wahrgenommen. Wenn der Wahrnehmungsfilter nicht oder nur ungenügend arbeitet, wie beim AD(H)S gelangen alle Geräusche gleichzeitig in das Arbeitsgedächtnis und werden dort auch gleichwertig abgespeichert. Ist dann das Arbeitsgedächtnis überlastet, werden wichtige Informationen nicht mehr aufgenommen und deshalb oft überhört.

Die auditive Wahrnehmung erfolgt durch eine genau abgestimmte Weiterleitung der akustischen Reize von beiden Ohren hin zum Sprachzentrum. Wenn der Betroffene die einzelnen Wörter nur unscharf hört, kommen die akustischen Reize im Sprachzentrum nicht gleichzeitig, sondern zeitlich versetzt an, was zu einer Rechtschreibschwäche führen kann. Ursache für diese Ungleichzeitigkeit ist eine unterschiedliche Leitgeschwindigkeit, die sowohl durch strukturelle (anatomische) Veränderungen als auch durch einen Botenstoffmangel ausgelöst wird. Dieser Botenstoffmangel ist eine der Hauptursachen für AD(H)S. Trotz beeinträchtigter auditiver Wahrnehmung kann das Hörvermögen sogar sehr gut sein, wie man es durch Wiedergabe ganz leise gesprochener Wörter, Zahlen oder Töne prüfen kann. Bei gestörter auditiver Wahrnehmung überlappen sich bei einem schnell gesprochenen Text die Endungen mit den Wortanfängen des nachfolgend gesprochenen Wortes, weil von beiden Ohren das Sprachzentrum unterschiedlich schnell erreicht wird.

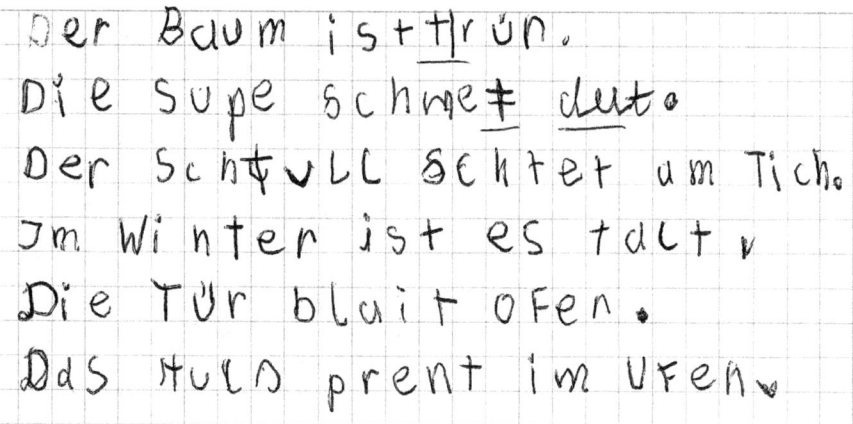

Abb. 14: Diktat eines Mädchens aus der 2. Klasse mit auditiver Wahrnehmungsstörung und Rechtschreibschwäche

Ist auch die Sprachmotorik beeinträchtigt, werden einzelne Konsonanten durch andere ersetzt, die Kinder lispeln manchmal oder haben Schwierigkeiten, sich grammatikalisch richtig auszudrücken.

Wenn die Weiterleitung von zwei gleichzeitig aufgenommenen Wörtern über die Hörbahn bei AD(H)S beeinträchtigt ist, wird das Gesprochene als undeutlich wahrgenommen. Da der Verlauf der Hörbahn von beiden Ohren verschieden lang ist, kommen dann die Wörter zeitlich versetzt im Hörzentrum an. Wir sprechen dann von einer auditiven (akustischen) Wahrnehmungsstörung.

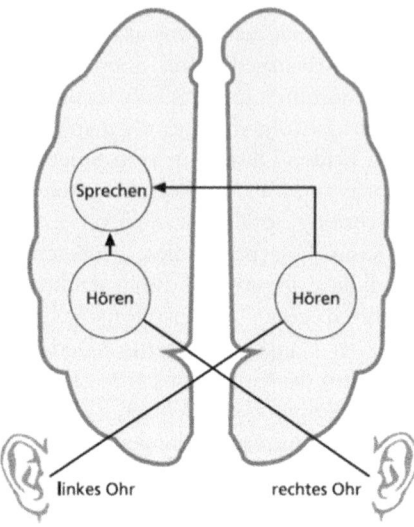

Abb. 15: Der unterschiedliche Verlauf beider Hörbahnen zum Sprachzentrum, dem Zentrum der Verarbeitung akustischer Informationen

> Vom rechten Ohr ist der Weg zum Hörzentrum kürzer als vom linken Ohr. Trotzdem kommen bei unbeeinträchtigter Weiterleitung beide Informationen gleichzeitig im Hörzentrum an. Bei AD(H)S dagegen kann infolge Botenstoffmangel diese Differenz nicht so gut ausgeglichen werden, sodass die gesprochenen Wörter gering zeitlich versetzt im Hörzentrum ankommen, was als unscharf wahrgenommen wird.

Nach Schätzungen vieler Wissenschaftler haben 3–6 % aller Vorschulkinder eine Verlangsamung im Bereich der akustischen Signalverarbeitung, was später zu Lese- und Rechtschreibschwierigkeiten führen könnte. Bei AD(H)S fand ich diese Beeinträchtigung häufiger. Leider wird diese Wahrnehmungsstörung viel zu selten erkannt und in ihrer Auswirkung auf die schulischen Fähigkeiten unterschätzt. Bei meinen Patienten mit Lese-Rechtschreib-Schwäche in Verbindung mit einem AD(H)S ist diese Störung häufig nachweisbar.

> Eine auditive Wahrnehmungsstörung sollte bei Kindern, die eine Lese-Rechtschreib-Schwäche haben, immer ausgeschlossen werden.

Wie kann man die auditive Wahrnehmung und das differenzierte Hören trainieren?

Anregungen zum Training der auditiven Wahrnehmung

- mit dem Vorsatz »Ich höre genau hin« die Aufmerksamkeit ausrichten
- Geschichten hören, die mit Musik unterlegt sind
- sich zur Musik bewegen und den Rhythmus nachklopfen
- »Stille Post« spielen
- Schallquellen finden, die im Raum versteckt sind
- Worte mit verschiedenen Selbstlauten unterscheiden können
- Doppelkonsonanten (Mitlaute) klatschen
- Sätze nachsprechen
- Sprache trotz Störgeräuschen verstehen
- Melodien nachsummen, nachsingen oder auf einem Xylophon nachspielen
- Zahlenreihen nachsprechen
- Wörter und Sätze ergänzen
- kleine Sätze bilden, die sich reimen
- Geräusche unterscheiden (dazu Schachteln mit verschiedenen Materialien füllen)

4.3.4 Die Blicksteuerungsschwäche

Neben einer Störung der auditiven Wahrnehmung ist die Winkelfehlsichtigkeit, eine besondere Form der Blicksteuerungsschwäche und häufig bei Kindern mit einer Lese-Rechtschreibschwäche zu finden.

Anatomische und funktionelle Ursachen: Um gut zu sehen, müssen beide Augen voll funktionstüchtig und die volle Sehkraft vorhanden sein, was vom Augenarzt mit einem Sehtest überprüft wird.

Die Winkelfehlsichtigkeit spielt bei der Verarbeitung optischer Reize eine Rolle und wird durch eine Störung des dynamischen beidäugigen Sehens hervorgerufen. Dynamisches Sehen meint das Sehen mit einer parallelen Bewegung der Augen nach oben, unten oder zur Seite, wie es z. B. beim Lesen und Abschreiben von der Tafel oder aus dem Buch erforderlich ist. Das Sehen auf einen festen Punkt, also geradeaus auf Buchstaben oder Abbildungen von Gegenständen, ist nicht betroffen und kann bei einer Winkelfehlsichtigkeit ausgezeichnet sein.

Wenn bei einer Änderung der Blickrichtung die Augen kurzzeitig und manchmal nur minimal ihre Parallelstellung verlieren, spricht man von einer Blicksteuerungsschwäche oder vom gestörten dynamischen beidäugigen Sehen. Hierbei können die Stellung der Augen bei ihrer Bewegung zur Seite, nach oben oder unten nicht kontinuierlich parallel gehalten werden, sodass es beim Blick zur Seite zum unscharfen Sehen und zum Verrutschen der Reihen beim Lesen eines Buches kommt.

Bei der augenärztlichen Routineuntersuchung wird im Allgemeinen eine Störung des dynamischen beidäugigen Sehens oft nicht erfasst. Für den Nachweis dieser bei AD(H)S relativ häufigen Schwäche benötigt man ein sehr kompliziertes, zeitintensives und technisch aufwendiges Untersuchungsprogramm.

Folgen dieser Sehschwäche zeigen sich:

- bei sportlichen Tätigkeiten, z. B. bei Ballspielen
- beim Erlernen von Lesen, Schreiben und dem Zeichnen von geometrischen Figuren
- beim Wortbildgedächtnis

Beim gestörten beidäugigen dynamischen Sehen ist die Fusion (Bildverschmelzung) beeinträchtigt, da beide Augen nicht das gleiche Objekt beim Blick zur Seite scharf sehen. Die Abbildungen beider Augen können nicht deckungsgleich an der Stelle des schärfsten Sehens auf der Netzhaut am Augenhintergrund wiedergegeben werden und damit nicht zu einem räumlichen Gesamtbild verschmelzen. Zudem setzt das beidäugige dynamische Sehen eine synchron arbeitende Muskulatur beider Augen voraus, die gerade beim AD(H)S infolge einer möglichen Beeinträchtigung im Kleinhirnbereich nicht immer gegeben ist.

Damit bei einer Störung des beidäugigen dynamischen Sehens auch beim Lesen beide Augen immer ganz genau parallel ausgerichtet bleiben, bedarf es vermehrter Anstrengung. Der Betroffene muss sich intensiv auf das Lesen eines Textes konzentrieren und kann nur wenig vom Inhalt des Gelesenen aufnehmen. Je nach Schweregrad der Störung, die auch bei Erwachsenen vorkommt, kann durch Anstrengung der Augenmuskeln das Defizit unter Umständen weitgehend ausgeglichen werden. Häufig bedienen sich Betroffene der Kopfschiefhaltung (»Amselblick«) oder des Blinzelns mit Neuausrichtung der Augen. Besonders bei längerem Lesen oder Abschreiben kann durch die Dauerbelastung die Parallelstellung beider Augen nicht kontinuierlich oder nur mit großer Anstrengung auf Kosten der Konzentrationsfähigkeit gehalten werden. Ein gutes Wortbildgedächtnis setzt aber ein funktionierendes Zusammenspiel von Auge und Gehirn voraus.

Von den ersten Lebensjahren an speichert unser Gehirn ab, wie ein Bild, ein Wort oder ein bestimmtes Objekt aussieht. Deshalb ist es sehr wichtig, dass in den ersten Schuljahren, in denen das Gehirn Wortbilder erlernt und fotografisch abspeichert, das Zusammenspiel beider Augen optimal funktioniert und in der Schule alle Wörter gleich von Anfang an auch richtig geschrieben werden.

Wenn das Wortbildgedächtnis lückenhaft ist, sehen die Betroffenen nicht, dass das von ihnen geschriebene Wort allen Rechtschreibregeln widerspricht, die sie eigentlich beherrschen. Wegen ihrer Konzentrationsschwäche können sie die Regeln nicht beachten und schreiben so, wie sie den Text gerade hören. Es fällt ihnen leichter, zu buchstabieren oder am Computer zu schreiben, da sie dort erst nachdenken und sich dann für einen Buchstaben bzw. eine Taste entscheiden.

Die Winkelfehlsichtigkeit ist keine Krankheit, sondern ein Sehfehler, der durch eine Prismenbrille ausglichen werden kann. Diese lenkt mit prismatischen Gläsern die Bilder auf die Stelle des schärfsten Sehens am Augenhintergrund, sodass beide Augen damit die anstrengungsärmste Stellung einnehmen können. Dadurch wird eine Verschmelzung deckungsgleicher Bilder möglich, die dann im Gehirn gespeichert werden.

4.3 Die besondere Art der AD(H)S bedingten Verarbeitung von Informationen

Tab. 1: Lesen mit und ohne Winkelfehlsichtigkeit

ungestörtes Lesen	Lesen mit ausgeprägter Winkelfehlsichtigkeit
deutliches Erkennen aller Wörter beim Lesen	Lesen ist erschwert durch Verrutschen in den Linien, es erfolgt Finger führend
die Wörter können als »klares« Wortbild abgespeichert werden	die Wörter werden größtenteils unscharf wahrgenommen
die geschriebenen Wörter können problemlos mit den abgespeicherten verglichen werden	Buchstaben und Endungen werden übersehen
dieses Wortbildgedächtnis ermöglicht, dass ein falsch geschriebenes Wort schnell erkannt wird	eine Abspeicherung des korrekten Wortbildes ist erschwert
das Lesen wird automatisiert	ein zuverlässiger Rückgriff auf das Wortbildgedächtnis ist nicht möglich
beim Schreiben und Lesen ist eine volle Konzentration auf den Inhalt möglich	Fehler beim Schreiben werden nicht bemerkt, obwohl die Rechtschreibregeln bekannt sind
Lesen und schreiben können nach einiger Übung fehlerfrei erfolgen	das Lesen ist nicht vorausschauend möglich, da keine Automatisierung
	die volle Konzentration ist für das Lesen und Schreiben erforderlich
	der Inhalt des Geschriebenen wird nur bruchstückhaft erfasst
	Lesen ist erschwert durch Verrutschen in den Linien, es erfolgt Finger führend

Allgemeine Folgen der Winkelfehlsichtigkeit:

- Kopfschmerzen
- Konzentrationsmangel
- Abneigung gegen Lesen, ausgenommen Comics
- Probleme, einen Ball zu fangen

Folgen der Winkelfehlsichtigkeit im Schulalltag:

- Buchstaben scheinen sich zu bewegen
- Schrift und Buchstaben verdoppeln sich beim Lesen (m und n)
- die Reihenfolge der Buchstaben wird vertauscht (ie und ei)
- es kommt zu spiegelbildlicher Verwechslung einzelner Buchstaben (b und d)
- unsystematische Rechtschreibfehler häufen sich, dasselbe Wort wird im gleichen Diktat unterschiedlich geschrieben
- beim Lesen verrutschen die Zeilen

- Kopfschiefhaltung beim Lesen (sog. »Amselblick«)
- langsames, anfangs buchstabenweises, später wortweises Lesen mit Fingerführung und viele »Leichtsinnsfehler« im Diktat als Folge eines schlechten Wortbildgedächtnisses
- zu schnelles, fehlerhaftes Lesen mit Überspringen von Wortendungen und Verwechslung mit ähnlich geschriebenen Wörtern
- schlechte Sinnerfassung des Textes

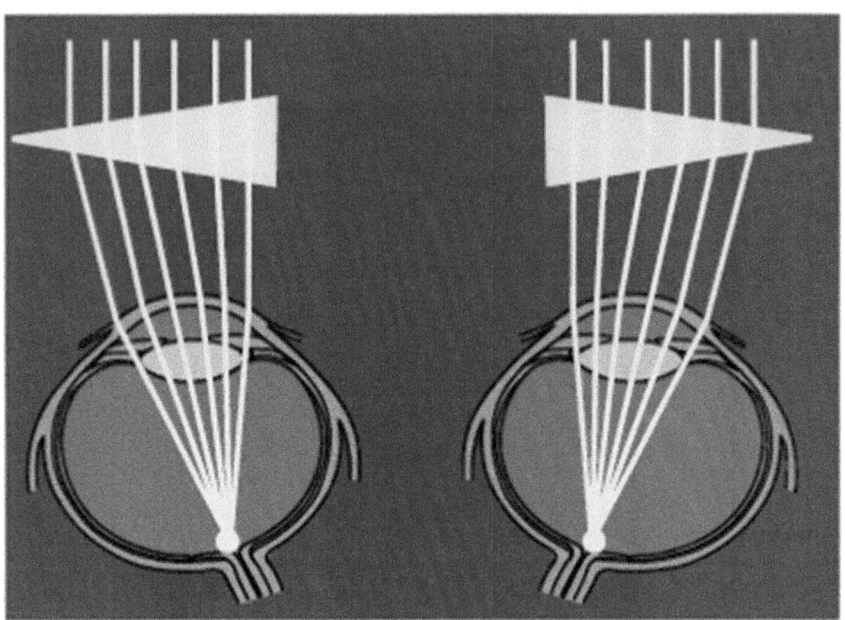

Abb. 16: So funktioniert eine Prismenbrille bei Winkelfehlsichtigkeit

Bei sehr und hochbegabten Kindern ist eine ausgeprägte Blicksteuerungsschwäche häufige Ursache für die Probleme beim Lesen, Schreiben und Lösen von geometrischen Aufgaben.

Ihre Behandlung erfolgt bei geringer Symptomatik mit einem Blicksteuerungstraining und in schweren Fällen vorübergehend mit einer Prismenbrille, die beim Lesen und Schreiben getragen werden soll. Die Kinder tragen die Brille gern, da sie eine Entlastung der Augen verspüren. Häufig wird berichtet, dass sie nun die Schrift größer und »ruhiger« sehen.

Ein einfacher Orientierungstest zur Beurteilung der Augenfolgebewegungen, wie ich ihn in meiner Praxis durchgeführt habe:

Das Kind steht in ca. 2 m Entfernung und darf den Kopf nicht bewegen, während der Tester eine Taschenlampe mit punktförmiger Lichtquelle in Augenhöhe des Kindes langsam hin und her bewegt. An den Außenstellen dürfen keine Striche zu sehen sein, die Lichtquelle sollte immer punktförmig gesehen werden. Danach bewegt man die Taschenlampe über die Mittellinie des Gesichtes, aber ebenfalls in 2 m Abstand von oben nach unten. Hierbei sollte die punktförmige Lichtquelle nicht als Streifen gesehen werden. Ist das der Fall, bedeutet es, dass das Gesehene unscharf wird, wenn das Kind zur Seite, nach oben oder unten sieht; man spricht deshalb auch von der Winkelfehlsichtigkeit.

Der Augenarzt oder ein darauf spezialisierter Optometrist sollte folgende Untersuchungen durchführen, wobei die Messung und Korrekturmethodik nach H.-J. Haase (MKH) und der Polatest am wichtigsten sind.

Lesen ohne Winkelfehlsichtigkeit:

- Wörter können als Wortbild abgespeichert werden
- alle Wörter werden wiedererkannt
- Schreiben und Lesen werden automatisiert
- Konzentration auf den Inhalt des Gelesenen ist möglich
- Fehler werden bei der Durchsicht gefunden

Lesen mit Winkelfehlsichtigkeit:

- Verrutschen der Zeilen beim Lesen und Abschreiben
- Anfang und Ende der Wörter werden unscharf wahrgenommen
- was von der Tafel abgeschrieben wird, ist sehr fehlerhaft oder unlesbar
- eine ausreichende Abspeicherung der Wörter ist nicht möglich
- Lesen und Schreiben können sich nicht automatisieren
- der Inhalt des Gelesenen oder des Geschriebenen wird nicht richtig erfasst
- für Lesen und Schreiben muss die volle Konzentration aufgewendet werden, beides ist dadurch sehr anstrengend und wird vermieden

4.3.5 Die Visuomotorik ist beim AD(H)S sehr häufig beeinträchtigt

Die Visuomotorik ist für die Auge-Hand-Koordination und das Erfassen der Raumlage wichtig, die wiederum sind wesentliche Voraussetzungen für das Erlernen des Schreibens und für das Erkennen von Buchstaben. Bei einer Störung der Visuomotorik werden Buchstaben und Zahlen sehr oft spiegelverkehrt geschrieben oder verwechselt.

Die Störung der visuomotorischen Wahrnehmung kann als ein Frühsymptom einer späteren Rechtschreibschwäche gewertet werden und sollte daher schon vor der Einschulung diagnostiziert und vorbeugend behandelt werden. Bringt ein Training dieser Wahrnehmungsverarbeitung keine wesentliche Besserung, sollte man unbedingt die Gründe dafür abklären lassen. In Verbindung mit anderen Symptomen kann nämlich auch diese Wahrnehmungsstörung ein Hinweis auf eine AD(H)S-Veranlagung sein.

4 Eine hohe Begabung garantiert keinen Schulerfolg

> Eine professionelle Diagnostik sollte klären, ob das Kind Aufgaben nicht lösen kann oder warum es sie nicht lösen will.

Sehr begabte Kinder haben einen hohen Selbstanspruch und eine sehr gute Eigenreflexion und bemerken ihre Defizite meist viel früher als ihre Eltern oder ihre Kindergärtnerin. Bleibt die Beeinträchtigung in der Visuomotorik lange unbemerkt, kann das Selbstwertgefühl leiden. Anforderungen, die diese Kinder trotz Übens nicht erfüllen können, verweigern sie dann.

> Ein gutes Trainingsprogramm der Visuomotorik befindet sich immer in Vorschul-Übungsheften für Kinder von 4–6 Jahren, die im Handel erhältlich sind. Auch das »Nikitin«-Material bietet beispielsweise gutes, aufbauendes Material für das Training der Wahrnehmungen, der Konzentration und der Entfaltung vielfältiger Begabungen an. Damit sollte jedes Kind vor der Einschulung zu Hause üben, solange diese Art der Beschäftigung nicht zum Alltag der Kindergärten gehört, um mögliche Defizite gar nicht erst aufkommen zu lassen oder sie frühzeitig spielerisch zu beseitigen.

Eine Störung der visuomotorischen Wahrnehmung ist immer zu vermuten, wenn das Kind trotz Übens altersentsprechende Aufgaben nicht lösen kann. Man sollte sich nicht darauf verlassen, dass dieses Defizit im Kindergarten bemerkt wird. Es sollte aber bei den kinderärztlichen »U-Untersuchungen« mit dem Entwicklungstest ET 6–6 R erkannt werden.

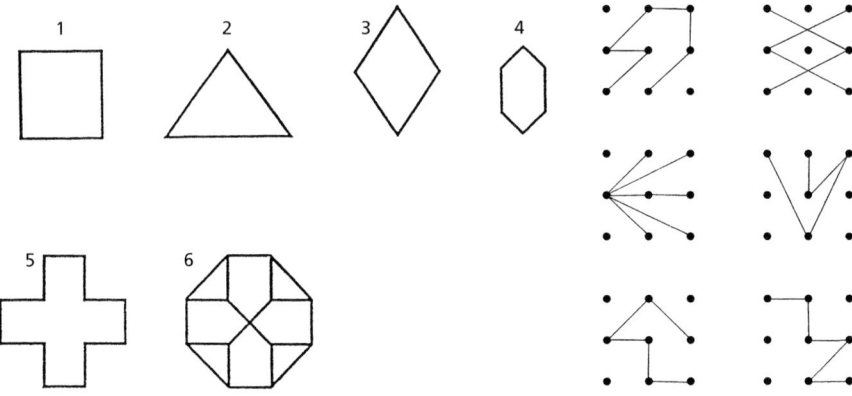

Abb. 17: Beispiele zur Überprüfung der Visuomotorik beim Vorschulkind sind das Abzeichnen geometrischer Figuren (links) und Punktnetzmuster nachzeichnen oder mit Stäbchen nachlegen (rechts)

4.4 Teilleistungsstörungen trotz sehr guter Begabung

Als Teilleistungsstörungen werden Beeinträchtigungen des Lern- und Leistungsverhaltens infolge von Funktionsstörungen der Wahrnehmungsverarbeitung, der Konzentration, der Feinmotorik und der Merkfähigkeit bei ansonsten ungestörter körperlicher und geistiger Funktionsfähigkeit bezeichnet. Dabei liegt die intellektuelle Ausstattung der Betroffenen im oder über dem Normbereich. Zu den wichtigsten Teilleistungsstörungen unter denen besonders überdurchschnittlich Begabte leiden, sind die Lese-Rechtschreibschwäche und die Rechenschwache. Ausmaß und Schwere dieser Teilleistungsstörungen hängen von der Gesamtheit einzelner Funktionsstörungen ab und sind in Verbindung mit einem AD(H)S Folge einer angeborenen und erblich bedingten hirnorganischen Regulationsstörung bei der Verarbeitung von Informationen. Deshalb treten sie nicht selten familiär gehäuft auf.

Teilleistungsstörungen sind als neurobiologisch bedingte multiple Funktionsstörungen sehr häufig mit einem AD(H)S verbunden. Daraus ergeben sich besondere AD(H)S-typische therapeutische Strategien, mit denen an der eigentlichen Ursache und nicht nur an den Symptomen gearbeitet wird. Teilleistungsstörungen sind also auch ein medizinisches Problem, das mit einer multimodalen AD(H)S-Therapie gemeinsam mit Unterstützung der Eltern und der Pädagogen behandelt werden sollte. Oft wird dabei auch die Gabe von Stimulanzien erforderlich zur Beseitigung störender AD(H)S-Symptome, was deutlich die Fähigkeit und Schnelligkeit des Lernens steigert. Die Lernmotivation verbessert sich und zunehmend gewinnen die betroffenen Kinder und Jugendliche mehr Vertrauen in ihr eigenes Können.

Folgende AD(H)S-typische Funktionsbeeinträchtigungen nehmen Einfluss auf das Ausmaß der Schwere von Teilleistungsstörungen:

- Konzentrationsschwäche
- eingeschränkte Daueraufmerksamkeit
- Unfähigkeit, sich zu motivieren
- schlecht ausgebildete fein- und grafomotorischen Fähigkeiten
- emotionale Instabilität
- eingeschränkte Merkfähigkeit
- fehlende strategische Kompetenz zur Problemlösung
- Mängel bei der auditiven und visuomotorischen Wahrnehmungsverarbeitung
- ungenügendes Selbstvertrauen in die eigenen Fähigkeiten
- mangelnde soziale Reife

Die Schwere der Teilleistungsstörungen hängt zudem von der Qualität und Quantität der Vorschulförderung, vom Schulsystem und dessen verschiedenen Lehrmethoden ab. Da heutzutage nur selten eine angemessene Frühförderung erfolgt, wird eine wichtige Phase in der kindlichen Entwicklung nicht ausreichend genutzt. Dieser Mangel kann durch spätere Fördermaßnahmen nur mit viel mehr Anstrengung von Seiten der Betroffenen, deren Eltern und der Sonderpädagogen ausgeglichen werden. Das Erkennen des Zusammenhanges von AD(H)S und Teilleistungsstörungen ermöglicht eine völlig neue und erfolgreichere Herangehensweise mit entsprechender frühzeitiger Behandlung. Waren Lese- Rechtschreib- und Rechenschwäche bis vor kurzem noch ein rein pädagogisches Problem, werden sie AD(H)S bedingt auch ein medizinisches.

> AD(H)S bedingte Teilleistungsstörungen sind Folge einer neurobiologischen Beeinträchtigung, die früh erkannt sich gut behandeln lässt. Dabei werden nicht nur die Schwäche im Lesen, im Schreiben und im Rechen als Symptom, sondern die AD(H)S bedingten Funktionsstörungen als Ganzes behandelt. Das wichtigste Ziel dieser Therapie ist, den Betroffenen zu helfen, dass sie in ihrem Gehirn durch intensives Üben aus dem AD(H)S bedingten viel zu dichtem neuronalen Netz »dicke Lernbahnen« entwickeln können. Dafür müssen Reizüberflutung, Botenstoffmangel und weitere AD(H)S bedingte Funktionsstörungen reduziert werden, was bei ausgeprägter Symptomatik die Gabe von Stimulanzien erforderlich macht.

Warum kann man mithilfe einer multimodalen Therapie AD(H)S bedingte Teilleistungsstörungen erfolgreicher und schneller behandeln?

1. Die Überflutung des Gehirns mit Informationen infolge der Stirnhirnunterfunktion wird reduziert
2. Der Botenstoffmangel wird ausgeglichen, dadurch können Informationen schneller weitergeleitet werden
3. Durch regelmäßiges Üben können sich dichte Lernbahnen entwickeln
4. Konzentration und Daueraufmerksamkeit werden länger aufrechterhalten
5. Visuomotorische Defizite werden durch Üben schneller ausgliechen, Buchstaben werden weniger verwechselt und Wörter besser abgespeichert und sind schneller abrufbar
6. Die auditive Wahrnehmung wird verbessert, Buchstaben und Wörter werden deutlicher gehört
7. Bei Blicksteuerungsschwäche wird die Feinabstimmung beider Augen beim Blick zur Seite verbessert, dadurch können seitlich stehende Buchstaben deutlicher in ihrer Gesamtheit als Wort erkannt und abgespeichert werden
8. Die Grafomotorik wird besser steuerbar, Zahlen und Buchstaben können leichter geschrieben, Rechenkästchen und Linien besser eingehalten werden
9. Die Merkfähigkeit verbessert sich, Gelerntes wird besser abgespeichert und ist auch schneller und korrekter wieder abrufbar. Wortbild, Zahlen und Rechenwege werden besser behalten, Textaufgaben schneller gelöst
10. Wenn Üben erfolgreich ist, nehmen Selbstvertrauen, Motivation, Anerkennung und somit die Freude am Lernen ständig zu

4.4 Teilleistungsstörungen trotz sehr guter Begabung

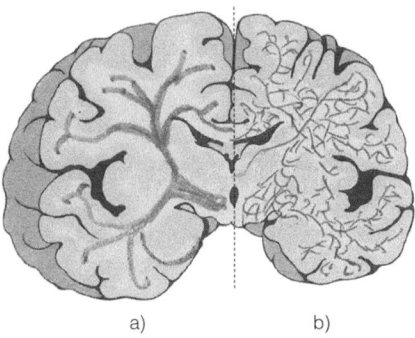

Abb. 18: Gehirnquerschnitt ohne und mit AD(H)S: a) dichte Lernbahnen ohne AD(H)S, b) zu feines Netz von Nervenfasern bei AD(H)S mit vielen »Nebenstraßen«

Durch eine gezielt pädagogisch fundierte, frühzeitige, regelmäßige und spielerische Förderung von Kindergartenkindern weiß man, wie wirkungsvoll ein frühes Training der Wahrnehmungsverarbeitung auf die spätere Schullaufbahn sein kann. Teilleistungsstörungen wie Lese-Rechtschreibschwäche und Rechenschwäche sind bei diesen Kindern dann seltener und weniger gravierend. Auch berichteten mir Waldorf-Pädagogen und das konnte ich in der Praxis bestätigen, dass bei ihrem Schulsystem im Kindergarten, später so gut wie keine Rechenschwäche auftritt, weil der Mengenbegriff frühzeitig intensiv geübt wird.

4.4.1 Therapie bei AD(H)S und Rechtschreibschwäche

Wie die Behandlung einer AD(H)S bedingten Teilleistungsstörung erfolgreich sein kann, zeigt das Beispiel eines hochbegabten Jungen mit Rechtschreibschwäche: Neben einer breit gefächerten AD(H)S-Therapie, die auch die Verabreichung von Stimulanzien einschloss, musste sich der Junge einem Rechtschreibtraining unterziehen, es wurden täglich 5-Minuten-Diktate geschrieben. Nach der Fehlerbesprechung wurde das Diktat am nächsten Tag wiederholt, seine Fehler erneut besprochen. Das gleiche Diktat sollte etwa am 5. oder 6. Tag fehlerfrei geschrieben werden, sonst war der Text zu schwer. Dann wurde ein neues Diktat geschrieben, bis auch dieses fehlerfrei gelang. Wichtig dabei war die anschließende Fehlerbesprechung mit dem Ziel, dass der Junge lernte, beim Schreiben nachzudenken. Diese 5-Minutendiktate sollten über mehrere Wochen geschrieben werden, das Nachdenken beim Schreiben muss sich automatisieren.

Es sollte dabei intensiv und regelmäßig geübt werden, jedes Wort:

- auf Groß- und Kleinschreibung,
- seinen Wortstamm,
- sowie Vor- und Nachsilben zu überprüfen.

4 Eine hohe Begabung garantiert keinen Schulerfolg

Im standardisierten Rechtschreibtest (DRT 2) konnte sich der Junge mithilfe einer multimodalen AD(H)S-Behandlung und Methylphenidat von vier Monaten von Rang 87 auf Rang 9 vorarbeiten.

In den ersten beiden Klassen müssen Buchstabengenauigkeit und richtiges lautgetreues Schreiben intensiv geübt werden. Das mancherorts praktizierte Schreiben, so wie gehört, fördert geradezu die Ausbildung einer Rechtschreibschwäche und das nicht nur bei Kindern mit AD(H)S.

Regelmäßiges Diktatschreiben im Rahmen der Therapie eines AD(H)S mit Rechtschreibschwäche zeigt immer gute Erfolge, vorausgesetzt Kind und Eltern arbeiten motiviert mit.

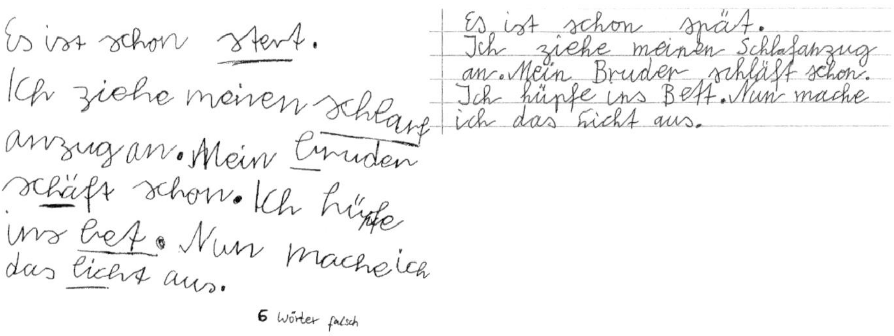

Abb. 19: Diktat eines sehr begabten Drittklässlers mit einer Rechtschreibschwäche in Verbindung mit AD(H)S, vor und nach der Behandlung von vier Monaten mit täglichem Üben

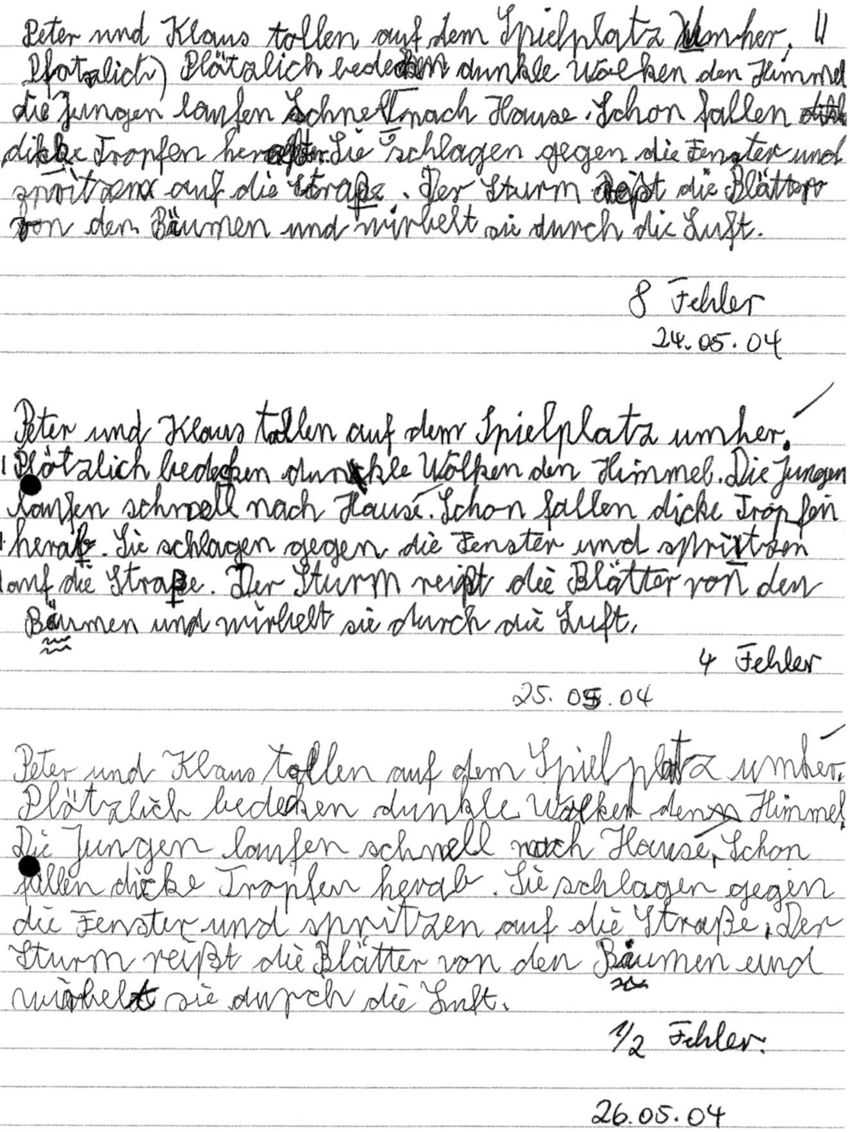

4.4 Teilleistungsstörungen trotz sehr guter Begabung

[Handschriftliches Diktat vom 24.05.04 — 8 Fehler]

[Handschriftliches Diktat vom 25.05.04 — 4 Fehler]

[Handschriftliches Diktat vom 26.05.04 — ½ Fehler]

Abb. 20: Beispiel für 5-Minuten-Diktate, die geschrieben und dann besprochen wurden und in die Sprechstunde mit Datum versehen immer mitzubringen waren

4.4.2 Rechenschwäche

Rechenschwäche in ihrer ausgeprägten Form ist durch ein fehlendes Zahlenverständnis gekennzeichnet.

Die Rechenschwäche hat eine Häufigkeit von 4,4–6,7 %. Sie wird nach der internationalen Klassifikation psychischer Erkrankungen (ICD-11) definiert, »als eine Beeinträchtigung von Rechenfertigkeiten, die nicht allein durch eine allgemeine Intelligenzminderung oder eine unangemessene Beschulung erklärbar sind. Das Defizit betrifft vor allem die Beherrschung grundlegender Rechenfertigkeiten wie Addition, Subtraktion, Multiplikation und Division«.

Bei der AD(H)S bedingten Rechenstörung bestehen oft schon vor der Einschulung Auffälligkeiten im Verhalten und in der Verarbeitung von Informationen. Was bei hochbegabten Kindern besonders häufig übersehen wird, weil sie in der Lage sind, ihre Defizite lange zu kompensieren. Aber sie spüren diese Defizite und leiden darunter.

Rechenschwäche trotz sehr guter Begabung bei AD(H)S ist ein Teil der Gesamtproblematik, aber ein wesentlicher Teil, wenn sie hochbegabte Kinder und Jugendliche betrifft. Diese leiden mehr als alle anderen darunter, wenn ihnen nicht geholfen wird. Dabei haben die meisten von ihnen schon im Vorschulalter mehr oder weniger typische AD(H)S-Symptome, die aber als solche nicht erkannt werden. Hier wäre ein spielerisches Erlernen des Zählens vor- und rückwärts sehr hilfreich. Auch Minusaufgaben im Bereich von 1–10 sollten vor der Einschulung geübt werden. Das wäre für alle Kinder hilfreich und könnte im Kindergarten spielerisch und so ganz nebenbei praktiziert werden. Denn beim Rechnen beherrschen sie AD(H)S bedingt den Mengenbegriff der Zahlen und die entsprechenden Rechenwege nicht sicher und können deshalb nicht ohne Anschauungsmaterial von 1–20 rechnen, besonders bei der Zehnerüberschreitung. Sie benutzen dazu die Finger. Durch den Mangel an Botenstoffen und durch eine schlecht ausgebildete Leitungsbahn zum Rechenzentrum ist eine adäquate Abspeicherung und Automatisierung der Rechenprozesse erschwert. Diese Kinder kommen trotz ihrer sehr hohen Intelligenz erst sehr spät und dann auch nur unsicher vom inneren Zählen mit den Fingern los. Wird dieses Problem nicht erkannt, kann es der Beginn einer Rechenschwäche sein. Auch vergessen diese Kinder sehr schnell einmal gekonnte Rechenwege und werden durch die Vermittlung mehrerer Rechenwege rasch verunsichert. Bei Textaufgaben reagieren sie umstellungserschwert und verunsichert, da sie nicht sofort auf gemachte Erfahrungen bei der Suche nach dem richtigen Lösungsweg zurückgreifen können.

Folgendes Training hat sich in der Praxis bei einer AD(H)S bedingten Rechenschwäche bewährt:

- Das Prinzip richtet sich nach dem Schulalter und den vorhandenen Rechenfähigkeiten. So ist es durch aus möglich, dass ein Abiturient noch einmal das große 1 x 1, die Bruchrechnung oder die Prozentrechnung wiederholen muss, weil die dafür nötigen Rechenwege wieder vergessen wurden.
- Im Vorschulalter sollten Zahlen- und Mengenbegriff von 1–10 beherrscht werden. Das kann man spielerisch mit Anschauung, Sprache und Bewegung begleiten.
- In der ersten Klasse intensiv den Zahlenraum von 1–20 mit Plus- und Minusaufgaben üben, bis die Zehnerüberschreitung sicher beherrscht wird. Sie sollte auswendig gekonnt und ohne Zuhilfenahme der Finger gelingen.

- Später das 1 x 1 genauso üben, vor- und rückwärts aufsagen, dabei im Zimmer auf- und abgehen und laut sprechen. Danach sich abfragen lassen. Es müssen sich im Gehirn feste Rechenbahnen entwickeln, die erst eine Automatisierung der Rechenvorgänge ermöglichen.

Beim Lösen von Textaufgaben sich immer zuerst fragen:

- Wie lautet die Aufgabe?«
- Dann nachdenken und prüfen: »Welcher Rechenweg ist erforderlich?«
- Sich Konzentration befehlen, um Rechenfehler zu vermeiden.
- Ergebnis und Rechenweg noch einmal überprüfen.

Das Abschätzen von Ergebnissen beim Rechnen fällt AD(H)S-Betroffenen anfangs schwer, es sollte deshalb wiederholt geübt werden.
Eine AD(H)S bedingte Rechenschwäche ist gut durch intensives Üben und der Gabe von Methylphenidat auszugleichen. Von meinen Patienten mit anfänglicher Rechenschwäche studierten einige dank ihrer sehr guten Intelligenz nach der Behandlung sogar erfolgreich Mathematik oder Physik.

4.4.3 Arbeitsstörungen bei AD(H)S

Üben fällt schwer, wenn eine Störung des Antriebs, des Arbeitstempos und der Eigenmotivation besteht. Die Beeinträchtigungen können sich AD(H)S-bedingt sehr vielfältig darstellen, je nachdem, ob es sich um ein ADS mit oder ohne Hyperaktivität handelt.

> Arbeitsstörungen bei Kindern und Jugendlichen mit AD(H)S:
>
> - sie können sich nicht zum Arbeiten motivieren; es dauert, ehe sie anfangen
> - sie handeln zu schnell, spontan und unüberlegt beim ADS mit Hyperaktivität oder
> - sie denken und handeln zu langsam, gerade bei der Umstellung von einer Tätigkeit zur anderen (ADS ohne Hyperaktivität)
> - sie haben ein zu langsames Arbeitstempo, weil sie sich zwischendurch mit etwas anderem beschäftigen oder träumen
> - sie werden ständig durch Außenreize abgelenkt oder lenken sich und andere von der Arbeit ab
> - sie können die Daueraufmerksamkeit nicht halten
> - sie wechseln ständig die Beschäftigung
> - sie haben unvollständiges Arbeitsmaterial oder müssen es erst lange suchen
> - sie reagieren übermäßig stark und lange auf Stress, dieser kann ihr Denken und Handeln blockieren. Es kann bei starkem Stress zum Blackout kommen.

> Wie kann diesen Kindern und Jugendlichen geholfen werden?
>
> - durch ein gutes Vorbild der Eltern
> - durch eine feste Strukturierung des Tages- und Arbeitsablaufs
> - durch ein aufgeräumtes Zimmer und einen leeren Schreibtisch
> - durch Schaffung einer ruhigen Umgebung während der Hausaufgaben
> - durch frühzeitiges Training der Geschwindigkeit sowohl des Denkens als auch der Motorik
> - durch Spiele wie z. B. Tischtennis, Federball, Tischfußball oder jonglieren mit zwei Bällen
> - durch Ratespiele wie »Stadt-Land-Fluss«
> - durch spielerisches Konzentrationstraining, durch Selbstinstruktionen, die zur Konzentration auffordern
> - durch viel Bewegung und Sport
> - durch das Erlernen von Entspannungsübungen
> - durch die Verordnung von Stimulanzien im Rahmen einer multimodalen AD(H)S-Therapie

Arbeitsstörungen sind bei vielen hochbegabten Kindern und Jugendlichen vorhanden, die in der Schule Probleme im Leistungs- oder Verhaltensbereich haben. Wenn Üben und auch alle Vorsätze nichts bringen und der Betroffene zu resignieren droht, sollte an das Vorliegen eines AD(H)S gedacht werden. Dabei nicht nur das ADS mit Hyperaktivität, sondern auch das ADS ohne Hyperaktivität berücksichtigen. Gerade bei den sogenannten Hypoaktiven (zu wenig Aktiven) wird eine sehr gute Begabung selten vermutet und noch seltener erkannt, da diese Kinder und Jugendlichen durch ihre Langsamkeit und ihre erschwerte Umstellungsfähigkeit manchmal wie »lernbehindert« wirken. Dazu sind sie oft noch sehr vergesslich, unmotiviert und wenig anstrengungsbereit. Der Therapeut steht oft gemeinsam mit den Eltern vor der entscheidenden Frage: »Wollen sie nicht oder können sie nicht?«.

Deshalb habe ich immer alle meine Patienten befragt und dann aufschreiben lassen, was sie gern geändert hätten oder was sie stört, um ihren Leidensdruck zu erfahren.

> Die Motivation zum Lernen ist jedem Kind angeboren. Sie muss aber ständig aktiviert werden. Erfolge sind die Voraussetzung für einen dauerhaften Erhalt der Motivationsfähigkeit.

> Ich möchte ändern das:
>
> - schneller in der Schule werden ✓
>   (in den Arbeiten fertig werden)
> - nicht so viele Rechtschreibfehler machen
> - morgens nach dem wecken sofort aufstehen
> - alleine meine Hausaufgaben machen ✓
> - zügig bettfertig machen ✓

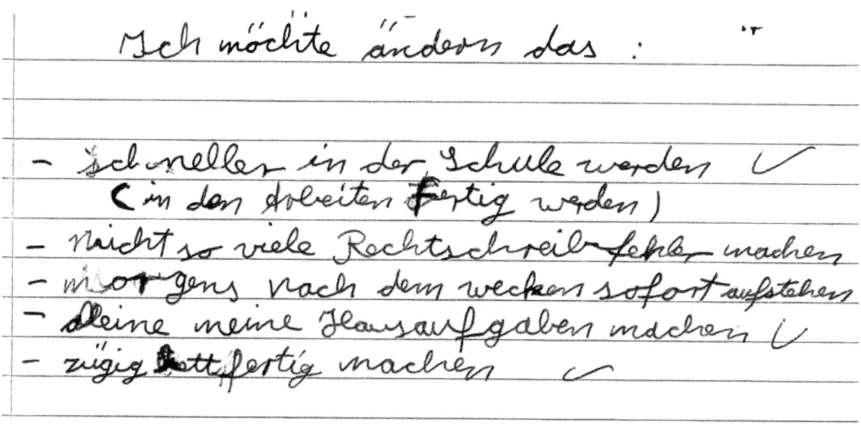

Abb. 21: Ein Drittklässler schreibt auf, was er gern ändern möchte

4.5 Störung der Merkfähigkeit

Sich etwas gut merken zu können, setzt eine gezielte Bereitschaft voraus. Wenig anstrengungsbereite Kinder »lernen« oberflächlich und manchmal sogar widerwillig, sodass vom Gelernten kaum etwas haften bleibt. Richtig lernen heißt, Inhalte verstanden zu haben und diese im Langzeitgedächtnis an der richtigen Stelle abzuspeichern, damit sie bei Bedarf sofort abrufbar sind.

Das Arbeitsgedächtnis ist ein Kurzzeitgedächtnis, das bei ausreichender Aufnahmekapazität alle Informationen aufnimmt, dann unwichtige aussortiert und aktuell Wichtiges zum Langzeitgedächtnis weiterleitet. Dort werden dann die entsprechenden Gedächtnisschleifen »aufgerufen« und mit den aktuellen Informationen verglichen. Das entspricht der Merkfähigkeit, die wir als Erinnerungen wahrnehmen. Alles Neue wird erst einmal abgespeichert.

Hochbegabte mit AD(H)S interessieren sich immer auch für die Arbeitsweise ihres Gehirns, deshalb habe ich es ihnen stets ausführlich erklärt. Dadurch konnte ich sie besser für eine AD(H)S-Therapie motivieren. Denn Hochbegabung und AD(H)S spielen sich im Gehirn ab.

Die Merkfähigkeit ist trainierbar und sollte frühzeitig gefördert werden, indem etwa ein kleines Gedicht gelernt, ein Lied gesungen, Zahlen oder Sätze nachgesprochen oder Daten von Personen eingeprägt werden. Will man sich etwas unbedingt merken, sollte man es sich bildlich vorstellen oder laut sagen und sich dabei bewegen. Jedes Kind entwickelt im Laufe der Schulzeit seine für sich beste Lernmethode.

4 Eine hohe Begabung garantiert keinen Schulerfolg

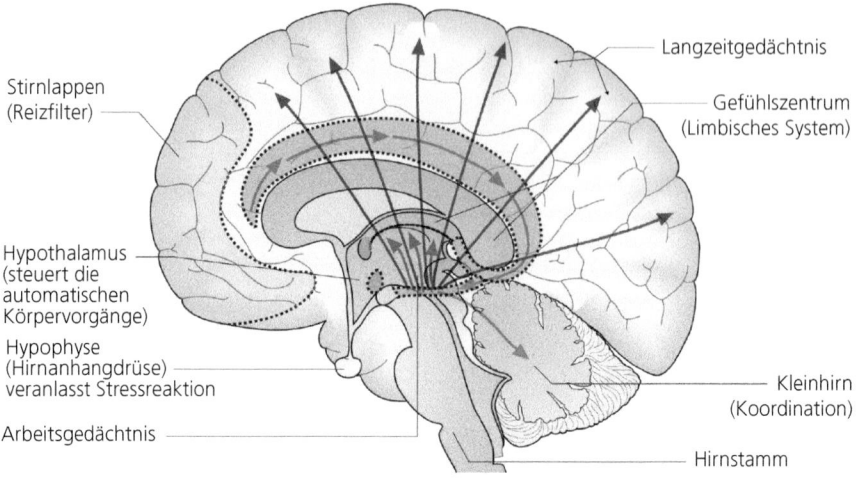

Abb. 22: Arbeitsgedächtnis als Zentrum der Verarbeitung und Weiterleitung von Informationen zum Langzeitgedächtnis

Wie arbeitet unser Gehirn?
1. *Das Stirnhirn:* Es filtert alle aufgenommenen Wahrnehmungen und gibt diese mittels Botenstoffen an das Arbeitsgedächtnis weiter.
2. *Der Thalamus:* Er bekommt alle emotionalen Reize vom Stirnhirn und gibt bedrohliche Reize, die eine Sofortreaktion erforderlich machen, an den Mandelkern weiter. Die übrigen Reize werden zum Arbeitsgedächtnis geleitet.
3. *Das Arbeitsgedächtnis:* Es sortiert die eingegangenen Wahrnehmungen nach Wichtigkeit und leitet sie dann in die verschiedenen Bereiche des Langzeitgedächtnisses weiter, wo sie in den entsprechenden Zentren mit den dort abgespeicherten Daten verglichen werden, was wir dann als »Erfahrungen« nutzen.
4. *Der Mandelkern:* Er ist die Koordinationszentrale, die auf alle emotionalen Reize die entsprechenden Reaktionen veranlasst.
5. *Der Hypothalamus:* Er ist für »bedrohliche« Wahrnehmungen, die eine Sofortreaktionen erfordern, zwischengeschaltet. Diese Signale werden ohne Umweg vom Mandelkern mittels eines Botenstoffes zur Hypophyse weitergeleitet, die daraufhin das Signal an die Nebennierenrinde weitergibt, die dann Stresshormone in die Blutbahn abgibt.
6. *Die Hypophyse (Hirnanhangsdrüse):* Sie reagiert auf Signale vom Hypothalamus, indem sie ein Hormon ausschüttet, das die Nebenniere veranlasst, die Stresshormone Adrenalin, Noradrenalin und Cortisol ins Blut abzugeben. Damit werden entsprechende Reaktionen ausgelöst, die wir als Stress empfinden und die den Körper in eine erhöhte Alarmbereitschaft versetzen.

Haben sehr begabte Kinder trotz guter Motivation eine geringe oder zu kurze Merkfähigkeit, sollte nach deren Ursachen gesucht werden. Nicht selten ist auch hier ein AD(H)S die Ursache. Hierbei kann die Mehrzahl der betroffenen Kinder und Jugendlichen infolge einer angeborenen Unterfunktion des Stirnhirnes und eines Botenstoffmangels wichtige Informationen nur ungenügend herausfiltern und abspeichern. Auch ist das gespeicherte Wissen bei einem viel zu engmaschigen neuronalen Netz verbunden mit Botenstoffmangel nicht sofort abrufbereit. In der Regel kann Auswendiggelerntes schneller und sicherer wiedergegeben werden. Viele sehr Begabte sind deshalb dazu übergegangen, Wichtiges auswendig zu lernen, wie z. B. die hochbegabte Jeanette. Sie hat Lernprobleme und entwickelte deshalb ihre eigene Lernstruktur.

Jeanette besucht die 5. Klasse des Gymnasiums und hatte in der Grundschule nur gute bis sehr gute Noten und beim Lernen bis auf ihre schwankende Konzentration keine wesentlichen Probleme. Jetzt hat sie Schwierigkeiten, den Inhalt der Seiten zu behalten, die sie für Biologie, Geschichte und Erdkunde durcharbeiten muss. Es gelingt ihr nicht immer, in der Schule aufmerksam zu sein und so das Gehörte zu behalten. Zu Hause arbeitet Jeanette mit ihrer Mutter die betreffenden Texte durch, schreibt sich die wichtigsten Punkte auf und lernt diese dann auswendig. Sind in Geschichte, Erdkunde oder Biologie viele Buchseiten durchzuarbeiten, schreibt dann die Mutter das Wesentliche der zu erarbeitenden Seiten auf und Jeanette lernt diese Zusammenfassung auswendig. Mit dieser Lernmethode sind beide nicht zufrieden, aber sie ist so am erfolgreichsten. In der Oberstufe des Gymnasiums wird diese Lernmethode trotz Hochbegabung jedoch nicht mehr ausreichen.

Was Jeanette einmal auswendig gelernt hat, kann sie auch am nächsten Tag in der Schule, falls sie sich nicht zu sehr aufregt. Stress und Ärger muss sie vermeiden, sie darf sich nicht zu sehr unter Druck setzen, weil sie sonst nicht mehr nachdenken kann. Sie weiß genau: »Bei Stress gelingt mir gar nichts!« Jeanette bekam später Schlafstörungen, Versagensängste, Panikattacken und Bauchschmerzen. Deshalb wird sie von einer Lehrerin, die nicht nachvollziehen kann, wie sich ein intelligentes Mädchen so unter Druck setzt und dann versagt, zur Untersuchung geschickt. Die Diagnose ergibt ein ADS ohne Hyperaktivität mit Hochbegabung. Niemand ahnt, wie wenig Zutrauen Jeanette in sich selbst und ihre Fähigkeiten hatte und wie schlecht ihr Selbstvertrauen war.

Zu Beginn der Behandlung schrieb sie auf, was sie ändern möchte (▶ Abb. 23).

Erst durch die Behandlung des AD(H)S begriff Jeanette, welche Fähigkeiten in ihr stecken und wie sie diese erfolgreich umsetzen kann. Das Lernen macht ihr seit dem wieder Spaß.

4.6 Die emotionale Intelligenz

»Zwei Seelen wohnen, ach, in meiner Brust«, so ließ schon Goethe seinen »Faust« sprechen. Auch in der Verhaltensforschung spielen die zwei Seiten der Seele eine wichtige Rolle. So machen wir mit der rationellen Seele langfristige Pläne und nehmen uns Dinge vor, mit der emotionalen Seele hingegen reagieren wir spontan auf eine Situation. Beide Seiten sollten möglichst gut aufeinander abgestimmt sein.

Die Höhe des Intelligenzquotienten bestimmt nur teilweise unseren Erfolg in der Schule oder im Leben. Der amerikanische Psychologe Daniel Goleman geht sogar davon aus, dass nur 20 % unseres Erfolges von der »klassischen« Intelligenz abhängig sind und die emotionale Intelligenz eine wesentlich größere Rolle spielt.

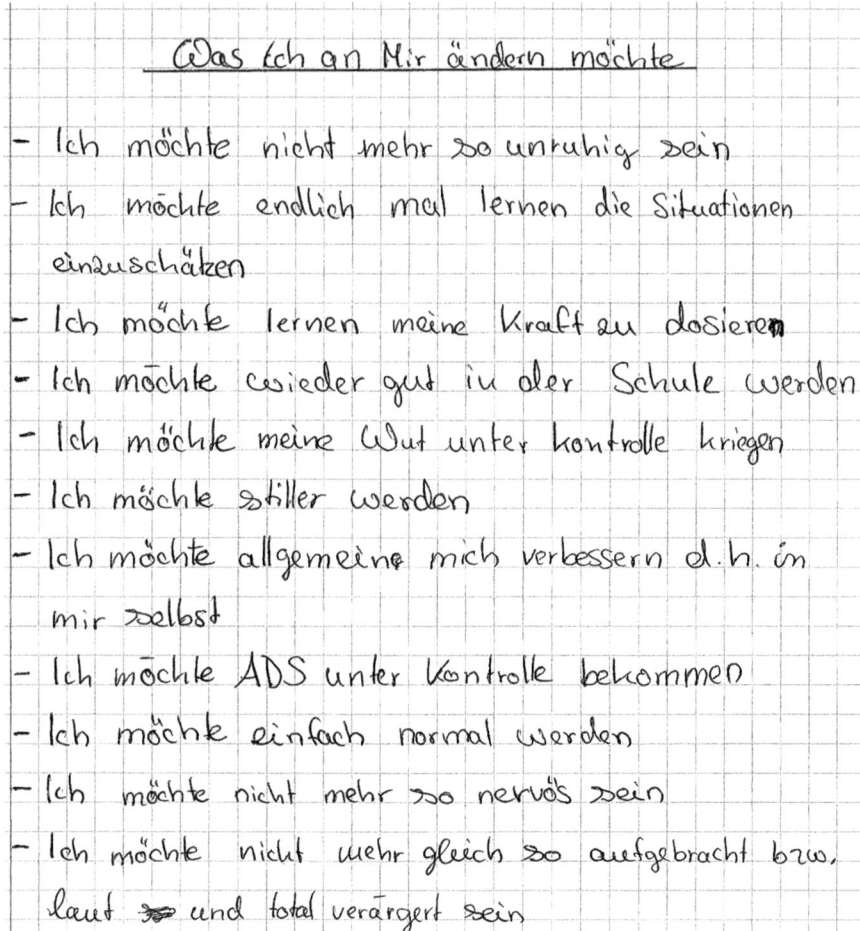

Abb. 23: Jeanette setzt sich Therapieziele

Emotionale Intelligenz ist die Intelligenz der Gefühle und wird vom Zusammenspiel des Stirnhirns und des Limbischen Systems bestimmt. Dabei ist der Mandelkern das Gedächtnis für die Gefühle, während der Hippocampus die mit dem Gefühl verbundenen Tatsachen speichert und das Stirnhirn die Reaktionen darauf bestimmt. Im Stirnhirn befindet sich eine »Kontrollstation« (der Supervisor), der unser Sprechen und Handeln kontrolliert bevor wir es ausführen. Diese Funktion ist beim AD(H)S infolge der Stirnhirnunterfunktion oft beeinträchtigt, sodass die Betroffenen manchmal völlig unüberlegt reden und handeln.

> Die emotionale Intelligenz umfasst zum einen die interpersonelle (zwischenmenschliche) Fähigkeit, andere Menschen zu verstehen, sich in ihr Denken und Fühlen hineinzuversetzen und zum anderen die intrapersonelle (die eigene Person betreffende) Fähigkeit zur Selbstreflexion, um die eigenen Gefühle und

> Fähigkeiten richtig einschätzen und für sich erfolgreich einsetzen zu können, ohne jemanden zu verletzen. Die emotionale Intelligenz entscheidet, wie man sich motivieren und mit Niederlagen umgehen kann. Beides korreliert mit der Höhe des Erfolges. Die emotionale Intelligenz ist als eine übergeordnete Fähigkeit zu verstehen, die sich auf viele Bereiche fördernd oder hemmend auswirkt.

Das emotionale Lernen und somit die Ausbildung des emotionalen Gedächtnisses beginnt schon in den ersten Lebensmonaten. Erkenntnissen der Psychologie zufolge wird die wesentliche Grundlage für unsere emotionale Intelligenz schon bis zum Erreichen des Schulalters geschaffen.

Entwickelt sich das emotionale Lernen nicht altersgerecht, kann das der Beginn eines Asperger-Syndroms sein. Bei einem ausgeprägten Asperger-Syndrom bestehen große emotionale und soziale Defizite, die Betroffenen können aber auf speziellen Gebieten große Fähigkeiten entwickeln. Dafür benötigen sie dichte Lernbahnen im neuronalen Netz, die sich wahrscheinlich nur so gut ausbilden können, weil andere Bahnen, wie die die für Sozialverhalten und emotionale Intelligenz verantwortlich sind, schlecht angelegt sind. Wie es dazu kommt, ist noch weitgehend unklar. Forscher vermuten einen angeborenen Mangel an Spiegelneuronen. Das sind ganz speziell entwickelte Nervenzellen, die Informationen der Umgebung speichern und entsprechend wiedergeben können. Sie spielen für das emotionale Lernen im Kleinkindalter eine große Rolle, da sie ermöglichen, Handlungen und Gefühle anderer zu imitieren.

Viele Hochbegabte mit einem AD(H)S haben eine emotionale Steuerungsschwäche, die ihre sozialen Fähigkeiten mehr oder weniger beeinträchtigen. Je nach Schwere des Betroffenseins können sich bei diesen Kindern und Jugendlichen besonders mit einem ADS ohne Hyperaktivität später Asperger-Tendenzen entwickeln. Das konnte ich öfter beobachten. Um diesen Entwicklungsverlauf frühzeitig zu erkennen und ihn therapeutisch zu unterbrechen, will ich die Asperger-Kriterien nach ICD-10 an dieser Stelle nennen. (ICD bedeutet: Internationale Klassifikation Psychiatrischer Erkrankungen). Das Asperger-Syndrom wurde im aktuellen ICD-11 den Autismus-Spektrum-Störungen zugerechnet. Nach neuen wissenschaftlichen Erkenntnissen haben rund 70 % der Kinder mit dieser Autismus-Spektrum-Störung auch ein Aufmerksamkeitsdefizit-Syndrom und umgekehrt liegt bei ca. 13 % der Kinder mit einem AD(H)S auch eine Autismus-Spektrums-Störung vor (Feinhofer et al. 2019).

Asperger-Kriterien nach ICD 10

A. Eine qualitative Beeinträchtigung in der sozialen Interaktion in mindestens zwei der folgenden Bereiche:
   1. Ausgeprägte Beeinträchtigung im Gebrauch von nonverbalen (sprachfreien) Reaktionen im Umgang mit anderen, wie wenig Blickkontakt, mimikarmer Gesichtsausdruck, wenig Gestik

2. Unfähig eine entwicklungsmäßige Beziehung zu Gleichaltrigen aufzubauen
3. Mangel, spontan Freude zu zeigen, Interessen oder Erfolge mit anderen zu teilen
4. Schwierigkeiten, eine tragfähige emotionale Beziehung zu anderen aufzubauen

B Sich wiederholende Verhaltensmuster, Interessen und Aktivitäten in mindestens einem der folgenden Bereiche:
1. Umfassende Beschäftigung mit sich immer wieder gleichförmig wiederholenden Bewegungsmuster mit großer Intensität
2. Abnorme Interessen, die eng begrenzt sind
3. Starres Festhalten an bestimmten Gewohnheiten und Ritualen
4. Sich wiederholende gleichförmige Bewegungsmuster
5. Ständiges Beschäftigen mit Einzelteilen von Objekten

4.7 Eigen- und Fremdanspruch und die Rolle der Eltern

Je höher die Begabung, umso höher sind im Allgemeinen die Ansprüche, die jemand an sich und seine Umgebung stellt. Begabte brauchen viel Anregung und Anleitung, um ihre Ideen realisieren zu können. Lernen und Aneignen von Wissen gehört leider immer weniger zum Familienalltag und die Vermittlung von Allgemeinwissen wird in der Regel dem Radio, den Fernseh- und Computerprogrammen überlassen. Bücher, die zwar vorhanden sind, werden nur selten gelesen. Oft nervt das ständige Fragen des Nachwuchses nach Ursachen und Hintergründen und manchmal müssen die Eltern sich erst einmal selbst richtig informieren.

Manche Eltern sind ihren Kindern kein gutes Vorbild und leben nach dem Lustprinzip, ohne jede Struktur im Tagesablauf. Die Mutter macht den Haushalt, geht einkaufen, sieht fern. Der Vater kommt abends müde und erschöpft von der Arbeit und will seine Ruhe haben. In Zeitschriften liest die Mutter immer wieder, Kinder müssten viel spielen und dürften nicht überfordert werden, da sie sonst später eine Abneigung gegen das Lernen und Arbeiten entwickeln. Aber gerade das Gegenteil ist der Fall. Das Kind muss früh zu kleinen Pflichten herangezogen werden (z. B. seine Sachen aufräumen, kleine Aufgaben im Haushalt übernehmen) und von den Eltern auf die Schule vorbereitet werden. Sehr begabte Kinder stellen unentwegt Fragen, für deren Beantwortung man sich Zeit nehmen sollte. Wenn die Eltern etwas nicht wissen, sollten sie nachlesen, sich erkundigen und nicht gleich sagen, dass sie es nicht wissen. Eltern, die mit sich oder ihrer Ehe unzufrieden sind, sich ständig streiten und psychisch sehr labil sind, können dem Kind kein Vorbild sein. Sehr viele hochbegabte Kinder, die in der Schule und in ihrer Persönlichkeitsentwicklung Auffälligkeiten zeigen, haben Eltern, die überarbeitet, psychisch belastet sind und deshalb emotional unbeherrscht reagieren. Manchmal leiden die Eltern auch an einer Angststörung, haben Depressionen, Zwänge, regen sich schnell auf und schreien viel herum, sind perfektionistisch oder chaotisch. Sie wollen sich aber nicht eingestehen, dass eigentlich sie selbst psychologische oder medizinische Hilfe bräuchten, damit ihr Kind sich altersgerecht entwickelt. Dann kann eine verhaltenstherapeutische Behandlung des Kindes oder Jugendlichen erst erfolgreich sein, wenn auch Mutter und Vater bereit sind, sich zu ändern. Lernen geschieht von klein auf zum größten Teil über die Vorbildwirkung. Das geschieht mithilfe der Spiegelneuronen, die motivieren, das nachzumachen, was wir sehen und erleben von uns emotional nahestehenden Personen.

Manchmal müssen auch die Geschwister mit in die Behandlung einbezogen werden.

Florian, ein 14-jähriger hochbegabter Junge äußert sich über seine familiäre Situation.

Ich wünsche mir:

- dass mein Vater sich nicht immer gleich so schnell aufregt
- dass er sich nicht sofort vor den Fernseher setzt, wenn er von der Arbeit nach Hause kommt (er will dann möglichst nicht gestört werden)
- dass meine Familie an den Wochenenden Ausflüge macht und mit uns Kindern die vielen Burgen am Rhein, alte Klöster oder ehemalige Römersiedlungen besucht
- dass meine Eltern nicht selbst tun, was sie uns verboten haben
- dass mein Vater nicht immer alle Schuld auf andere schiebt und nie etwas gewesen ist; Wenn wir ihm dann widersprechen und die Sache richtigstellen wollen, verbietet er mir und auch meiner Mutter das Wort
- dass meine Mutter nicht so schrecklich vergesslich ist und mir manchmal dafür die Schuld gibt, weil ich sie nicht erinnert habe; Erinnere ich sie, bekomme ich oft zu hören »nerv mich nicht!«
- dass mein Vater nicht immer an meiner Mutter herummeckert und sie für dumm erklärt und dass sie sich das gefallen lässt
- dass meine Mutter nicht den ganzen Tag putzen muss; auch wenn ich gar keinen Staub sehe, wischt sie die Möbel ab
- dass meine Eltern mich nicht so oft ignorieren; ich denke manchmal, sie mögen mich nicht und haben meinen Bruder lieber
- dass ich meinen Eltern meine Probleme anvertrauen kann, ohne dass sie mir sofort die Schuld geben; das macht für mich alles noch schlimmer
- dass ich nicht immer die Schuld bekomme, weil ich der Ältere bin, wenn sich mein jüngerer Bruder über mich beklagt

Solche und ähnliche Reflexionen von Kindern und Jugendlichen höre ich in der Praxis immer wieder. Dank ihrer hohen Begabung und der dadurch bedingten sehr guten Wahrnehmungs-, Kritik- und Reflexionsfähigkeit durchschauen sie die häusliche Problematik. Sie leiden unter der familiären Atmosphäre, fühlen sich unverstanden, hilflos und wie ein kleines Kind behandelt.

4 Eine hohe Begabung garantiert keinen Schulerfolg

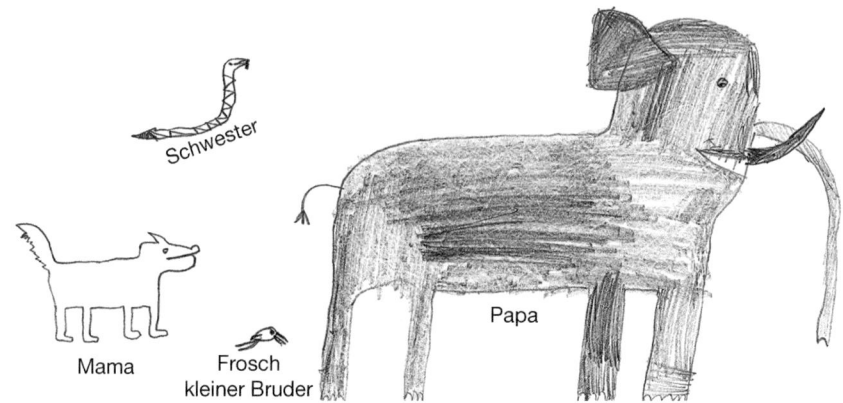

Abb. 24: Florian zeichnet seine Familie in Tierfiguren

Manche hochbegabten Kinder und Jugendliche mit AD(H)S haben oft einen Reiferückstand, ein beeinträchtigtes Selbstwertgefühl mit Schwarz-Weiß-Denken und reagieren viel zu empfindlich. Sind Mutter und/oder Vater selbst ängstlich und unsicher, trauen sie auch ihrem Kind wenig zu und glauben, es immer und vor allem beschützen zu müssen. Da sie selbst wenig Selbstvertrauen haben, übertragen sie ihre Unsicherheit auf ihr Kind, ohne selbst die Kraft und den Willen zu haben, sich zu ändern. Häufig kommt es bei Kindern zu Problemen, wenn ein Elternteil oder beide eine emotionale Steuerungsschwäche haben, organisch oder psychisch chronisch krank sind. Ist die Mutter psychisch instabil, in allem sehr unsicher und unstrukturiert, wirkt sich dies besonders negativ auf die Entwicklung eines jeden Kindes aus.

Die wenigsten Personen wissen, was AD(H)S bedeutet und dass es sich vererbt und auch Erwachsene betroffen sein können. Ein Beispiel für einen Erwachsenen mit AD(H)S-Disposition (Veranlagung) ist Florians Vater. Er regt sich schnell auf, reagiert meist spontan, unüberlegt und überschießend und kommt völlig erschöpft von der Arbeit. Von seiner Familie möchte er dann nur noch in Ruhe gelassen werden. Dies ist auch verständlich, müssen sich AD(H)S-Betroffene doch meist mehr anstrengen, um effektiv zu arbeiten. Bei für sie interessanten Tätigkeiten können sie sich allerdings besser als andere konzentrieren und in Korrelation zu ihrer Begabung von den Vorteilen des AD(H)S profitieren. Man nennt diese Fähigkeit »Hyperfokussieren«. Auch Florians Mutter scheint ein ADS ohne Hyperaktivität zu haben. Es ist in der Tat sehr häufig, dass zwei Menschen mit AD(H)S sich anfreunden und heiraten. Man sollte aber nicht vergessen, dass AD(H)S-Betroffene über viele positive Eigenschaften verfügen, die sie zu besonderen Leistungen befähigen und besonders liebenswert machen.

4.8 Die positiven Seiten des AD(H)S

AD(H)S bringt neben allen Problemen aber auch viele positive Seiten mit sich, die man umso besser nutzen kann, je weniger das Selbstwertgefühl und die Leistungsfähigkeit in der Schulzeit gelitten haben.

Positive Eigenschaften von AD(H)S-Betroffenen

- sie sind sehr kreativ und vielseitig veranlagt
- sie haben eine schnelle Auffassungsgabe
- sie haben die Fähigkeit zum Überfokussieren mit zeitweilig sehr guter Konzentration
- sie haben die Fähigkeit, unangenehme Dinge, die nicht zu ändern sind, auszublenden
- sie können, wenn sie interessiert sind, großen Arbeitseifer zeigen
- sie sind sehr hilfsbereit und sozial und haben einen ausgeprägten Gerechtigkeitssinn
- sie können sich gut in andere Menschen hineinversetzen, sie aber auch schnell durchschauen
- sie haben ein ausgeprägtes Gerechtigkeitsgefühl
- sie sind sehr hilfsbereit und spüren, wenn jemand in Not ist
- sie sind naturverbunden und tierlieb

Menschen mit AD(H)S und Hochbegabung machen aufgrund ihrer vielfältigen Fähigkeiten oft das Beste aus ihren Möglichkeiten, sie sind »Stehaufmännchen«, flexibel und strebsam. Meist suchen sie sich eine Beschäftigung, mit der sie zufrieden sind. Finden sie dann noch den entsprechenden Lebenspartner, der ihnen Halt gibt und verständnisvoll ist, kann sich ihre Persönlichkeit gut entfalten.

In den folgenden Berufsgruppen kann man viele Menschen finden, die oft ohne von ihrer Veranlagung zu wissen, von den positiven Seiten ihres AD(H)S profitieren und zu herausragenden Leistungen fähig sind:

- bildende Künstler (Kreativität und Arbeitseifer)
- Lehrer und Ärzte (soziales Engagement)
- Juristen und Politiker (Gerechtigkeitssinn)
- Entertainer, Schauspieler und Schriftsteller (viel Fantasie und Spontaneität)
- Erfinder und Wissenschaftler (Hochbegabung, Kreativität)
- Leistungssportler (Kampfgeist, schnelle Reaktion, viel Energie)

> Für viele Personen mit einer AD(H)S-Veranlagung gilt:
> Man kann AD(H)S auch an seinen positiven Eigenschaften erkennen und von ihnen profitieren!

Die vielen widersprechenden Meinungen zum Thema AD(H)S tragen zu einer Verunsicherung der Betroffenen und Therapeuten bei. Noch immer wird AD(H)S von Personen, die sich nicht wirklich mit der Problematik auseinandergesetzt haben und dessen neurobiologische Ursachen nicht erkennen, mit Verhaltensstörungen, Schulversagen, negativen Umwelteinflüssen und falscher Erziehung gleichgesetzt. Es ist noch gar nicht so lange her, da konnte man oft hören: »Wer einen Hochschulabschluss hat, der kann kein AD(H)S haben« oder »Hochbegabung und AD(H)S schließen sich aus.« Ein großer Irrtum!

Meine Beschäftigung mit der Fachliteratur und meine praktischen Erfahrungen zeigen mir immer wieder, dass AD(H)S nur richtig verstanden werden kann, wenn man direkten Kontakt mit Betroffenen hat und deren Symptomatik begreift. Daher wäre es wünschenswert, dass die Erfahrungen aus der Praxis stärker als bisher in der wissenschaftlichen Forschung Berücksichtigung fänden, um die Diagnose und Behandlung von AD(H)S-Betroffenen zu verbessern.

> Denn AD(H)S ist weit mehr als eine Diagnose. Es ist eine Persönlichkeitsvariante mit einem hohen Potenzial an Fähigkeiten, die für die Gesellschaft von großem Nutzen sein könnten. Besonders den Hochbegabten mit AD(H)S sollte zeitig geholfen werden, ihre Fähigkeiten voll zu entfalten. Durch ihren hohen Selbstanspruch leiden sie besonders an den täglich gespürten möglichen AD(H)S bedingten Defiziten.

Der Erziehungsstil der Eltern und ihre Kenntnisse über die AD(H)S-Problematik sind für die Entwicklung eines sehr begabten AD(H)S-Kindes von entscheidender Bedeutung. Oft hilft es den Kindern schon, wenn ein geschulter Therapeut ihre Eltern ausreichend über das AD(H)S und dessen Besonderheiten informiert, ihnen den Zusammenhang von Hochbegabung und AD(H)S erklärt und ihnen Hinweise für den Umgang mit ihrem Kind gibt. Manchmal reicht auch die Behandlung der betroffenen Eltern, damit sie sich selbst strukturieren und emotional steuern können und zu einer konsequenten Erziehung fähig sind.

> Wird ein AD(H)S nicht frühzeitig behandelt, leiden die Betroffenen unter den psychischen Folgen:
>
> - ihr Selbstwertgefühl ist auf Dauer beschädigt
> - sie trauen sich nichts mehr zu
> - sie resignieren schnell
> - sie ziehen sich zurück und meiden Menschenansammlungen

Deshalb betone ich immer wieder, wie wichtig die Frühdiagnose und Frühbehandlung von AD(H)S ist. Leider wird meist zu spät und unzureichend behandelt, sodass die Therapie nicht anschlägt und vorzeitig abgebrochen wird. In vielen Fällen wäre Schulversagen vermeidbar, wenn das Kind frühzeitig gefördert würde und so seine Fähigkeiten entwickeln und soziale Kompetenzen erwerben konnte.

Viele Menschen mit sehr guter Begabung und AD(H)S können viele Defizite kompensieren und sich selbst strukturieren. Trotz Schulproblemen gelingt es ihnen im späteren Leben von ihren Fähigkeiten zu profitieren. In der Literatur wird von vielen berühmten Persönlichkeiten berichtet, die nach ihrer Entwicklung und ihrem Verhalten mit Sicherheit ein AD(H)S gehabt haben, obwohl es diese Diagnose damals noch nicht gab (Einstein, Newton usw.).

Eine aktuelle wissenschaftliche Studie der Universität Oxford beschäftigte sich mit dem künstlerischen Schaffen von Leonardo da Vinci und bestätigte ihm ein typisches ADHS. Infolge seiner außergewöhnlichen Kreativität galt er als Universalgenie. Er war genial als Maler, Bildhauer, Architekt, Anatom, Mechaniker, Ingenieur und Naturphilosoph. Dabei war für ihn typisch, dass er permanent von einem Projekt zum anderen wechselte und Begonnenes selten beendete. Was schon seine Gönner und Geldgeber kritisierten. Die Oxforder Wissenschaftler fanden heraus, dass er am Ende weniger bleibende Werke hinterließ als andere Renaissance-Künstler. Diese Kombination von Talent und Schöpferkraft verbunden mit mangelnder Konzentration und Ausdauer sind typisch für ein AD(H)S, worauf der Psychiater Marco Catani vom King's College in London im Fachblatt »Brain« hinwies (Catani und Mazzarello 2019). Dieser Fall würde zeigen, so der Wissenschaftler Catani »welch großes Potential in Menschen mit AD(H)S schlummere, denen die Gesellschaft oft Vorurteile entgegenbringe.«

Durch die Reizüberflutung nehmen Menschen mit AD(H)S viel mehr Informationen auf, speichern sie auch irgendwo im Langzeitgedächtnis ab, können diese aber aufgrund ihres viel zu engmaschig verzweigtem neuronalen Netzwerk im Gehirn nicht immer schnell genug wieder abrufen. Ihr innere Unruhe verleitet sie, sich immer wieder neuen Dingen zu widmen, ohne die Begonnenen zu beenden.

5 Frühförderung und Entwicklungsdiagnostik

5.1 Die große Bedeutung der motorischen Entwicklung

Eine motorische Frühförderung ist für die Entwicklung aller Kinder von großem Nutzen, besonders profitieren davon jedoch sehr begabte Kinder, die von Natur aus das starke Bedürfnis haben, alles zu erkunden und Zusammenhänge herzustellen. Frühförderung setzt das Wissen über unterstützende und schadende Faktoren für die Entwicklung von Kindern voraus und die Bereitschaft, dieses Wissen mit geeigneten Mitteln in der täglichen Praxis umzusetzen. Theoretisch kann mit der Förderung eines Kindes nicht früh genug begonnen werden. Durch ständig wiederholende motorische Bewegungsmuster werden Nervenbahnen im Gehirn angelegt, die später auch der kognitiven Verarbeitung von Informationen dienen.

5.1.1 Was beeinträchtigt die Entwicklung des Gehirns bei AD(H)S?

Diese Frage wurde mir von Hochbegabten und deren Eltern immer wieder gestellt, deshalb will ich für Interessierte an dieser Stelle näher darauf eingehen.

Wenn ein Kind ständig zu vielen Reizen ausgesetzt ist (Reizüberflutung) und unwichtige Nebengeräusche nicht filtern und ausblenden kann – dies ist bei AD(H)S häufig der Fall – entstehen anstelle von Nervenbahnen, die der Weiterleitung immer wiederkehrender und wichtiger Wahrnehmungen zum Arbeitsgedächtnis und von dort zum Langzeitgedächtnis dienen, ein diffuses Netzwerk von Nervenverbindungen im Gehirn. Durch Reizüberflutung wird der Arbeitsspeicher überlastet, Wahrnehmungen können so nicht ausreichend gefiltert, sortiert, gespeichert und an den für sie bestimmten Orten abrufbereit gelagert werden. Funktioniert die Wahrnehmungsverarbeitung nicht gut, hat das Folgen für unsere Gedächtnisleistung: Der Vergleich mit ständig neuen Informationen, die die Basis für die Ausbildung unseres Gedächtnisses mit seinen Erinnerungen und Erfahrungen bilden, ist beim AD(H)S durch Reizüberflutung beeinträchtigt.

Besteht eine Reizüberflutung länger oder ist sie gar von Dauer, wie bei einer angeborenen AD(H)S-Veranlagung, kann es schon im Säuglingsalter zu einer sogenannten Regulationsstörung kommen, da sich ein viel zu dichtes Netz an Nervenbahnen entwickelt, was die Ausbildung dichter Lernbahnen verhindert.

5.1 Die große Bedeutung der motorischen Entwicklung

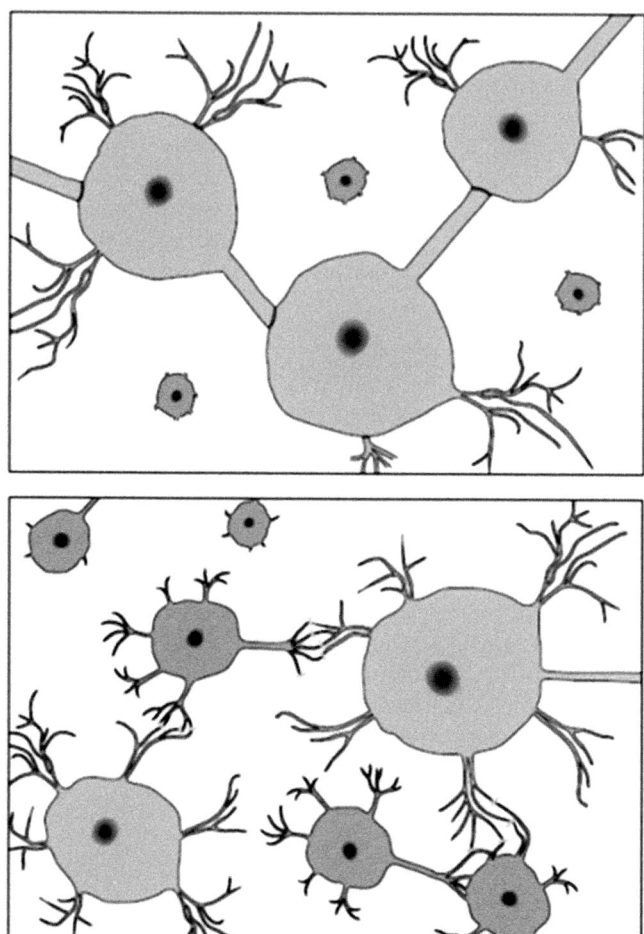

Abb. 25: Die Ausbildung der Nervenbahnen beginnt gleich nach der Geburt

> Bei jedem Kind wird die neuronale Grundausstattung des Gehirns, wo Intelligenz und besondere Begabungen verankert sind, vererbt. Was das Kind aus seiner Veranlagung macht und machen kann, wird durch Forderung und Förderung beeinflusst.

Haben die Kinder in ihren ersten Lebensjahren eine Umgebung, die altersgerecht fördert, Wahrnehmungen trainiert und Neugierde weckt, so können sich bis zum dritten Lebensjahr ungefähr 100 Billionen Schaltstellen als Grundlage einer guten Lern- und Denkfähigkeit im neuronalen Netz des sich entwickelnden Gehirns bilden. Wie die Forschungsergebnisse über die Neurobiologie des Lernens belegen, funktioniert dies selbst bei optimaler Förderung nur, wenn genügend Transportstoffe, d. h. Neurotransmitter vorhanden sind, die die Informationen in Form von Impulsen weiterleiten.

Die Funktion des Gehirns besteht darin, dass die angelegten Nervenzellen bioelektrische Impulse empfangen und in spezielle Zentren zur »Verarbeitung« weiterleiten. Zu einer Verbindung von zwei, drei oder mehr nebeneinander liegenden Nervenzellen kommt es nur dann, wenn diese gleichzeitig bioelektrische Impulse empfangen. Verbunden werden die einzelnen Nervenzellen durch Synapsen, die die Impulse mittels spezifischer Botenstoffe bioelektrisch weiterleiten. Die drei wichtigsten Botenstoffe Dopamin, Noradrenalin und Serotonin sind in ihrer Funktion weitgehend bekannt.

> Für die Entwicklung des Gehirns gilt: Gibt es viele Wahrnehmungsreize, verbinden sich viele Nervenverbindungen zu einem dichten Netzwerk; sind kaum Wahrnehmungsreize vorhanden, können nur wenige Nervenverbindungen ein löchriges Netzwerk bilden.

Durch die Vernetzung von Milliarden von Nervenzellen und durch deren genetisch vorgegebene Spezialisierung für bestimmte Wahrnehmungsreize erwerben wir die Fähigkeit, Informationen abzuspeichern. Dabei entstehen Lernbahnen, die für die Weiterleitung von Informationen und damit für die Lernfähigkeit wichtig sind. Auch der Vergleich neu aufgenommener Informationen mit abgespeicherten Mustern ist mittels Lernbahnen wesentlich effektiver und ermöglicht eine bessere Erinnerung. So eignen wir uns Wissen an, auf das wir bei bestimmten Wahrnehmungen zurückgreifen können. Mit einer geringen Anzahl von Vernetzungen als Folge kaum vorhandener Wahrnehmungsreize ist die Wissensaneignung wesentlich schwieriger.

> Der Vergleich neu eintreffender Wahrnehmungen mit bereits abgespeicherten Mustern bildet die Grundlage unseres Wissens in Form von Erinnerungen.

Um eine Reizverarbeitungsstörung mit ihren negativen Folgen zu verhindern, sollten die Jahre der neuronalen Netzwerkbildung optimal genutzt werden.

Je nach Intensität und Art der Aufnahme von Wahrnehmungsreizen verfügt jeder Mensch über ein unterschiedlich strukturiertes neuronales Netzwerk.

Für die Transportgeschwindigkeit von bioelektrischen Impulsen sind die entsprechenden Botenstoffe verantwortlich, die in ausreichender Menge am richtigen Ort vorhanden sein müssen. Ein Mangel an Botenstoffen beeinträchtigt die Funktion des kompletten Schaltplanes im neuronalen Netzwerk des Gehirns. Die unterschiedlichen Botenstoffe kommen in den verschiedensten neuronalen Netzen je nach deren Funktion in einem unterschiedlichen Verhältnis zueinander vor.

5.1 Die große Bedeutung der motorischen Entwicklung

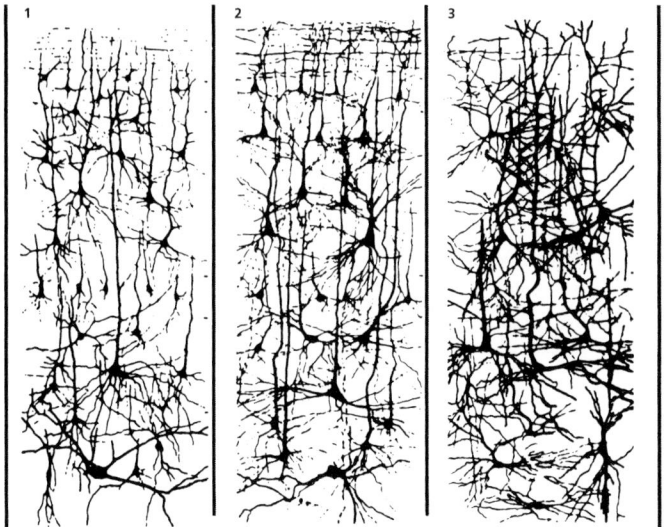

Abb. 26: Anlage des neuronalen Netzes und einzelner Lernbahnen in den ersten beiden Lebensjahren

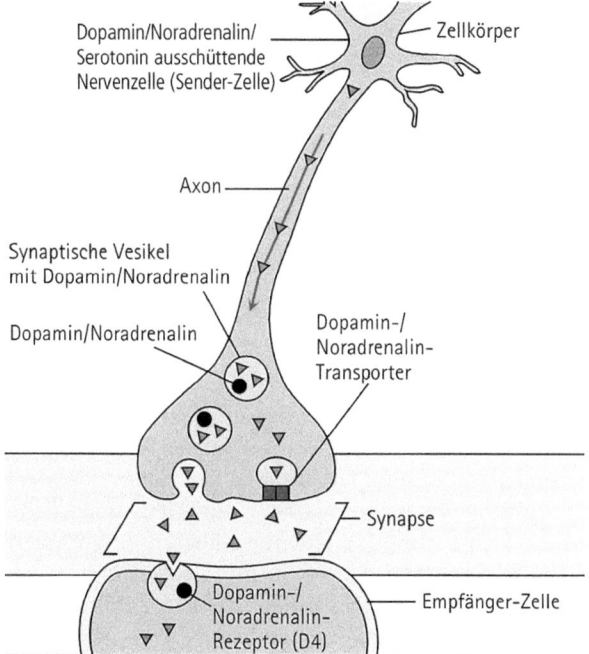

Abb. 27: Nervenzelle mit ihren Schaltstellen und den Boten- oder Transportstoffen

> **Die Bedeutung der Botenstoffe**
>
> Informationen und Wahrnehmungen werden in unserem Gehirn durch Botenstoffe transportiert.
>   Botenstoffe sind verantwortlich für:
>
> - den Transport der Wahrnehmungen
> - die Steuerung des Denkens und des Handels
> - das Verarbeiten psychischer Erlebnisse
> - die Speicherung von Wissen, Erfahrungen und Handlungsabläufen

Bekommen Nervenzellen nicht genügend Reize zur Verarbeitung angeboten, dann werden sie funktionslos und gehen schließlich zugrunde. In den betroffenen Wahrnehmungszentren sind dann zu wenige Nervenzellen vorhanden.
   Als Folgen können Reizverarbeitungs- und Teilleistungsstörungen auftreten.
   Zur Bestätigung dieser Annahme hat man Gehirne von Menschen mit einer ausgeprägten Rechtschreibschwäche nach ihrem Tod mikroskopisch untersucht. In den Gehirnzentren, die für die Rechtschreibung verantwortlich sind, waren tatsächlich weniger Nervenzellen mit deutlich weniger Verbindungen untereinander vorhanden als bei Menschen ohne Rechtschreibschwäche. Die Erklärung ist einfach: Nervenzellen, die keine Reize erhalten, vernetzen sich auch nicht miteinander und lösen sich auf.
   Vor diesem Hintergrund wird klar, wie notwendig Frühförderung ist. Durch gezielte Maßnahmen sollte erreicht werden, dass wichtige Nervenzellen mit ihren Verbindungen erhalten bleiben und vermehrt werden. Dazu ist bei jedem Kind ein gezieltes Wahrnehmungstraining möglichst in Verbindung mit aktiver motorischer Bewegung erforderlich.

5.1.2 Ein Training der Motorik fördert die Entwicklung

Regelmäßiges motorisches Training in der frühen Kindheit hilft, die Wahrnehmungsverarbeitung anzuregen und zu verbessern. Gerade für die Entwicklung der neuronalen Bahnen zur Weiterleitung von peripheren Reizen und Empfindungen an die entsprechenden Zentren im Gehirn setzt die Motorik die stärksten Impulse. Bei regelmäßiger und gezielter motorischer Tätigkeit können sich diese Nervenbahnen, die später auch für die Weiterleitung kognitiver Informationen genutzt werden, schon frühzeitig ausbilden.
   Beim feinmotorischen Training im Kindergartenalter sollte auf die Stifthaltung geachtet werden, die ohne großen Druck und nicht verkrampft sein sollte. Weitere Übungen der Feinmotorik neben Schreibübungen mit Einhalten der Linien und mit richtigem Schreibansatz sind Ausmalen, Ausschneiden, Basteln, Binden von Schleifen und Taktklopfen im Rhythmus. Feinmotorisches Training sollte nicht nur einmal wöchentlich für einige Minuten, sondern spielerisch täglich absolviert werden. Es ist schon vor der Einschulung wichtig, um mögliche Defizite zu er-

5.1 Die große Bedeutung der motorischen Entwicklung

kennen, damit der Erstklässler den schulischen Anforderungen dann ohne Versagensängste gewachsen ist.

Motorisches Training ist wichtig,

- weil es das Angebot an notwendigen Transportstoffen für die Reizleitung erhöht
- weil es die Ausbildung von Leitungsbahnen begünstigt, die später für die Wahrnehmungsverarbeitung genutzt werden können
- weil es Antrieb und Konzentration verbessert
- weil es emotionale Störungen wie z. B. Aggressionen abbaut
- weil es dem Kind hilft, durch Erfolgserlebnisse ein positives Selbstwertgefühl zu entwickeln, das ihm signalisiert: »Ich kann das!«

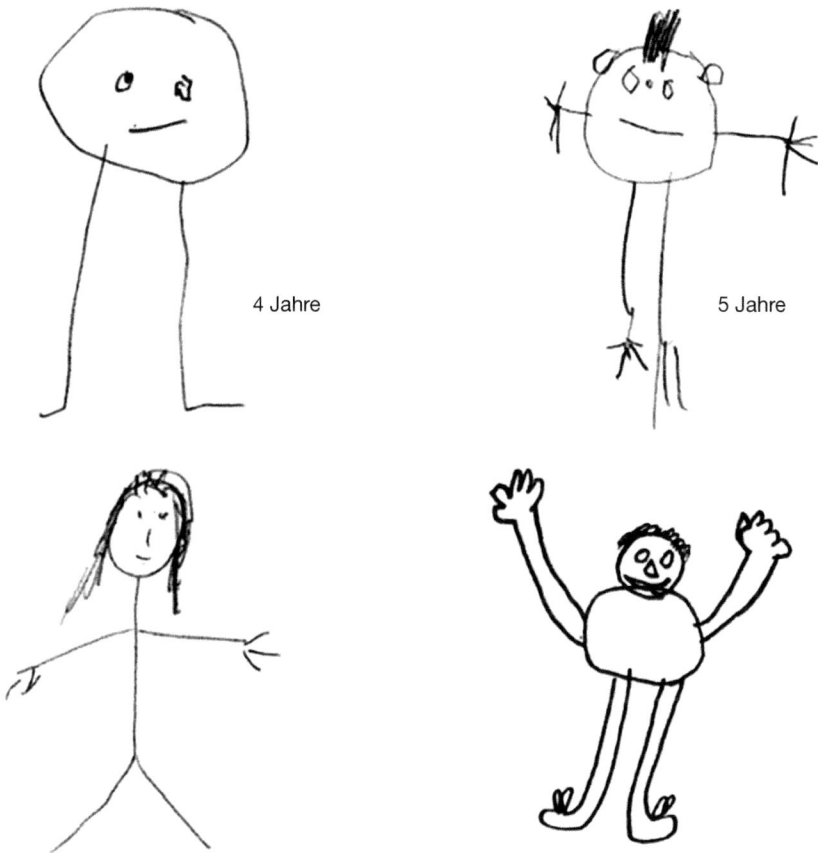

Abb. 28: Entwicklung der Zeichenfähigkeit von Kindern im Alter von 4–7 Jahren

5 Frühförderung und Entwicklungsdiagnostik

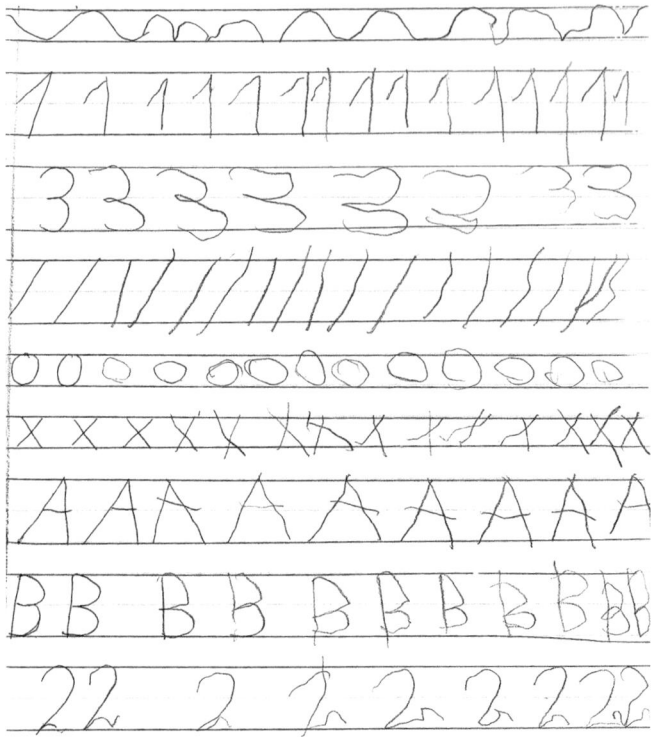

Abb. 29: Feinmotorisches Training

Weitere empfehlenswerte Übungen zum Training der Motorik und Koordination sind Ballspiele, Seilspringen, Balancieren, Hüpfen auf einem oder beiden Beinen, der Hampelmann-Sprung, Radfahren, Schwimmen u. ä. Jede sportliche Betätigung fördert die Konzentration, schafft Voraussetzungen für Anerkennung und Erfolge, die ein gutes Selbstwertgefühl aufbauen. Motorisches Training bildet motorische Nervenbahnen im Gehirn, die bei intensiver Wiederholung der Bewegungsmuster deren Automatisierung ermöglichen. Hyperaktive Kinder und Jugendliche brauchen schon deshalb viel Bewegung und Sport, um ihre innere und äußere Unruhe abzubauen. Kinder und Jugendliche mit einem ADS ohne Hyperaktivität brauchen Bewegung und Sport zum Training von Schnelligkeit und Geschicklichkeit.

Der ideale Zeitpunkt, um eventuell vorhandene Defizite bei Kindern zu erkennen, sind die Kindergartenjahre. Dabei käme den Kindergärtnerinnen die Aufgabe zu, die Kinder beim Basteln, Turnen und Malen zu fördern und zu beobachten, die Schulreife jedes einzelnen Kindes zu beurteilen und Entwicklungsverzögerungen festzustellen. Bei Auffälligkeiten sollten die Eltern informiert und eine ärztliche Abklärung empfohlen werden. Rückläufig lassen sich oft schon Auffälligkeiten in den ersten Lebensjahren feststellen, die auf eine beginnende mögliche AD(H)S-Problematik hindeuten.

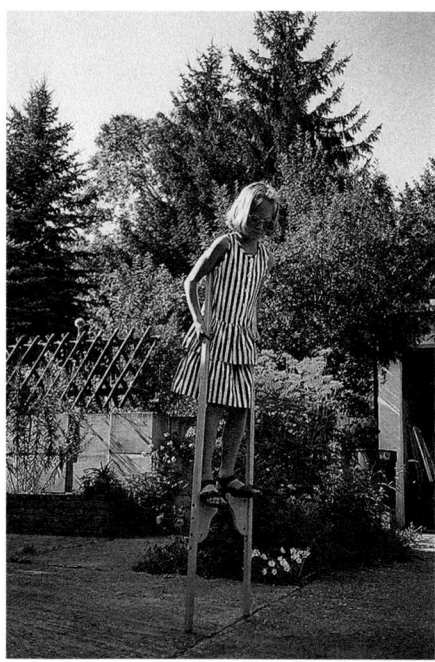

Abb. 30: Gute Koordination gibt Sicherheit und ein Gefühl des Könnens

5.2 Symptomatik des AD(H)S im Vorschulalter

Die wichtigsten ADS-Symptome beim Kleinkind

- verzögerte Sprachentwicklung
- das Kind ist motorisch ungeschickt
- es lernt schwer, sich allein anzuziehen
- es fällt leicht hin und weint gleich
- Auffälligkeiten im Muskeltonus (offener Mund, gestörter Speichelfluss)
- es ist überängstlich, klammert und ist sehr anhänglich
- es ist empfindlich gegenüber Außenreizen und Berührungen
- es ist in besonderen Situationen nicht in der Lage, seine Gefühle und seine körperlichen Aktivitäten zu kontrollieren
- das Kind wirkt unselbständig und resigniert rasch
- es reagiert unangepasst heftig
- es kann nicht warten, bis es an der Reihe ist
- es hat Umstellungs- und Anpassungsprobleme
- es wechselt oft die Beschäftigung und bringt nichts zu Ende

- es kann sich nicht wehren und gibt schnell auf
- es kann nicht altersgemäß und sozial angemessen mit anderen Kindern spielen

Im Vergleich zum Kleinkindstadium unterscheidet sich im Kindergartenalter die Symptomatik des ADS mit und ohne Hyperaktivität deutlich. Gemeinsam ist Kindern mit AD(H)S im Kleinkind- und im Kindergartenalter eine leichte Erregbarkeit, gestörte Daueraufmerksamkeit, beeinträchtigte Merkfähigkeit, motorische Schwierigkeiten und hohe Ablenkbarkeit.

5.2.1 AD(H)S-Symptome im Vorschulalter

Welche Auffälligkeiten deuten auch bei hochbegabten Kindern auf eine AD(H)S bedingte Entwicklungsbeeinträchtigung hin und können die Schullaufbahn möglicherweise erschweren?

Nicht das einzelne Symptom, sondern deren Summe, die über einen längeren Zeitraum besteht, können auf ein AD(H)S hindeuten. AD(H)S-Betroffene sind oft beidhändig veranlagt und später dann linkshändig.

AD(H)S-Symptome im Vorschulalter

- das Kind will nicht malen oder basteln
- es hält den Stift verkrampft und drückt stark auf
- es ist motorisch ungeschickt
- es meidet die Gruppe und spielt am liebsten allein
- seine Sprache ist undeutlich, einige Konsonanten können nicht richtig ausgesprochen werden
- es ist überängstlich oder reagiert unangemessen heftig
- es ist sehr unruhig und kann nicht stillsitzen
- es stört und hält sich nicht an Regeln
- es ist viel zu langsam und umstellungserschwert

Sehr zu empfehlen und wünschenswert wäre ein regelmäßiges Ausfüllen der folgenden Tabelle zur Kontrolle des Entwicklungsverlaufs:

5.2 Symptomatik des AD(H)S im Vorschulalter

Tab. 2: Dokumentation des Entwicklungsverlaufs durch die Erzieherin im Kindergarten, aus einem Fortbildungsprogramm für Sozialpädagogen

Name, Vorname, Datum	**Entwicklungsprofilbogen**
	1 = sehr ausgeprägt, ausgesprochen gute Fähigkeiten
	2 = ausgeprägt, keine gravierenden Auffälligkeiten
	3 = teils/teils, leichte Auffälligkeiten
	4 = beeinträchtigt, stärkere Auffälligkeiten
	5 = stark beeinträchtigt, starke Auffälligkeiten

	Fähigkeiten/Entwicklungsbereiche	1	2	3	4	5
1	Händigkeit LINKS RECHTS					
2	Grobmotorik					
3	Feinmotorik					
4	Gleichgewicht					
5	Koordination					
6	Augenbewegungen					
7	Sprachfähigkeit					
8	Wortschatz					
9	Mundmotorik					
10	Merkfähigkeit					
11	Taktile Wahrnehmung					
12	Überkreuzbewegungen					
13	Mensch malen					
14	Mengenerfassung					
15	Lautunterscheidung					
16	Hörvermögen					
17	Handlungsplanung					
18	Sehfähigkeit					
19	Kontaktaufnahme					
20	Spielfähigkeit					
21	Konfliktverhalten					
22	Konzentrationsfähigkeit und Ausdauer					
23	Motivation					
24	Eingliederung in die Gruppe					
25	Gefühlssteuerung					
26	Flexibilität im Verhalten					
27	Lernbereitschaft					
28	Stellung in der Gruppe					
29	Selbstvertrauen					

5.2.2 Fördernde Beschäftigungen im Kindergarten

Frühförderung im Kindergarten umfasst ein breites Spektrum an Aktivitäten, die die kindliche Entwicklung vielfältig unterstützen können.

Da ein Kind mit einem Entwicklungsdefizit gerne Tätigkeiten, die ihm Schwierigkeiten bereiten, verweigert, bleiben viele Störungen so unerkannt. Deshalb sollten alle Kinder im Kindergarten an gezielten Frühförderungsprogrammen teilnehmen. Der Entwicklungsverlauf jedes einzelnen Kindes sollte von den Erzieherinnen beobachtet und dokumentiert werden, um Auffälligkeiten frühzeitig zu bemerken.

Entwicklungsstand eines Kindes mit drei Jahren

Einige Beispiele:

In der Grobmotorik:

- kann kurz auf einem Bein stehen
- kann mit beiden Beinen und mit einem Bein hüpfen
- sortiert fließend bestimmte Gegenstände

In der Feinmotorik:

- zeichnet ein Kreuz und einen Kreis nach
- baut aus drei Klötzen eine Brücke, einen Turm aus 4–8 Klötzen
- erkennt die längere von drei Linien
- kann Perlen aufreihen
- hält den Stift mit Fingern, kritzelt rund und malt Linien
- geht die Treppe frei hoch und runter mit Fußwechsel
- springt mit beiden Beinen von der Treppe ab
- steckt Hohlwürfel ineinander
- sortiert gleich aussehende Bilder
- fährt Dreirad

In der Sprache:

- versteht kalt, müde, hungrig
- gebraucht drei Verhältniswörter
- erkennt Farben und kann Gegenstände benennen, auch in der Mehrzahl
- kennt seinen Nachnamen und Vornamen, beherrscht ich, du, mein, dein
- spricht grammatisch richtige Sätze
- unterscheidet durch Zeigen groß, klein, eckig, rund

5.2 Symptomatik des AD(H)S im Vorschulalter

Soziale Fähigkeiten:

- kann Tätigkeiten benennen
- zieht die Schuhe allein an
- kann Knöpfe öffnen und schließen und sich allein anziehen
- kann seine Hände waschen, abtrocknen und Köperteile benennen
- beschreibt Handlungsvorgänge und bezeichnet sich mit »Ich«
- erledigt einen Doppelauftrag
- geht allein zur Toilette, nässt nicht mehr ein

Mithilfe solcher oder ähnlicher Auflistungen, die für jedes Kind geführt werden, kann frühzeitig ein Entwicklungsrückstand festgestellt werden. Dabei fallen AD(H)S-Kinder aber auch durch ihre positiven Seiten auf: Sie sind gute Beobachter, sind sehr gerecht und hilfsbereit und setzen sich gern für andere ein. Nicht selten haben Kinder mit AD(H)S eine höhere Intelligenz als ihr Altersdurchschnitt, doch das fällt nicht auf, weil sie infolge mannigfaltiger Defizite zu wenig damit anfangen können. Die Probleme bei der Wahrnehmungsverarbeitung, der Konzentration und der Daueraufmerksamkeit, bei den motorischen Fähigkeiten und im Verhalten blockieren ihre Entwicklung trotz hoher oder sehr hoher Intelligenz.

Frühförderung im Kindergarten sollte folgende Beschäftigungen umfassen:

- freies und gelenktes (didaktisches) Spielen, je nach Altersgruppe: Rollenspiele, Geschicklichkeits- und Gewinnspiele, Wettspiele und Spiele, die Beobachtung und Lernen fördern
- Malen und basteln in der Gruppe mit steigendenden Anforderungen, etwa Menschen, Blumen, Häuser oder Bäume malen, Bilder beschreiben und beurteilen, Natur im Sandkasten darstellen, mit Naturmaterialien basteln und Muster legen, mit Kreide und Handfarben großflächig malen
- Sprechübungen: auf richtige Aussprache achten, im Chor sprechen, Reime und kleine Gedichte lernen, singen, Gespräche in der Gruppe zu vorgegebenen Themen oder Beobachtungen führen, gemeinsam Bilder betrachten und üben, in Sätzen zu antworten
- Training sozialer Fähigkeiten wie Essen, Hygiene, Tischdienst und gemeinsame Mahlzeiten, aber auch Förderung der Selbständigkeit, Verhaltensbeobachtung und -bewertung, Lob für positive Handlungen und die Vermittlung sozialer Normen
- altersentsprechende motorische Spiele wie Turnen, Sportspiele und Fingerspiele
- den Mengenbegriff bis 10 verinnerlichen
- einfache »Musikinstrumente« in der Gruppe spielen
- Stuhlkreis mit Training des Sozialverhaltens, der Konzentration und der Meinungsbildung

Die alte Forderung, im Kindergarten keine schulischen Fähigkeiten zu vermitteln, muss endgültig aufgegeben werden. In Zukunft wird es immer mehr die Aufgabe des Kindergartens sein, die Kinder gut auf die nächste Entwicklungsperiode, die Schulzeit, vorzubereiten. Das bedeutet konkret, mit Übungsbüchern für 4–6-Jährige zu arbeiten, die es reichlich im Handel gibt und die bisher von vielen Kindergärten ignoriert wurden.

5.3 Abweichungen vom normalen Entwicklungsverlauf

Treten isolierte Entwicklungsstörungen auf, sollte man nach deren möglichen Ursachen fahnden. Folgender Fragenkatalog kann bei der Suche und Diagnose helfen:

Fragen, die bei der Ursachensuche von Entwicklungsstörungen helfen:

- Besteht zwischen Kind und Eltern eine liebevolle und emotional tragfähige Beziehung?
- Fordert und fördert die Erziehung das Kind?
- Ist der Erziehungsstil der Eltern einheitlich und konsequent; ist ein Großelternteil an der Erziehung beteiligt, der das Kind verwöhnt und so die Erziehung der Eltern hintergeht
- Hat das Kind eine organische Störung? Die Sinnesorgane sollten von Fachärzten überprüft werden.
- Hat das Kind Wahrnehmungsstörungen? Es sollte nach neurobiologisch bedingten Störungen gesucht und die einzelnen Funktionsbereiche anhand von Entwicklungstabellen überprüft werden.

Um Abweichungen im Entwicklungsverlauf frühzeitig festzustellen, sollte der Entwicklungsstand des Kindes im Kindergarten regelmäßig überprüft, dokumentiert und mit den Normwerten verglichen werden. Hochbegabte Kinder fallen hier durch ihren schnellen Lernzuwachs auf; in ihrem Wissen, Können und Handeln sind sie den anderen voraus und überlegen. Eine Sonderförderung auffallend begabter Kinder ist notwendig, da sie sich ansonsten langweilen.

Kinder mit einer Hyperaktivität fallen schnell auf, aber ein ADS ohne Hyperaktivität könnte auch im Kindergartenalter schon erkannt werden, wenn man auf folgende Anzeichen achten würde:

Symptome des hypoaktiven Kindergartenkindes:

- das Kind verhält sich ängstlich und unsicher
- es weint und motzt leicht, ist stimmungslabil
- es begreift manches nur langsam, kann nicht zuhören und sagt schnell, das kann ich nicht
- Auffälligkeiten in der Mundmotorik, spricht undeutlich
- Auffälligkeiten in der Sprache, verwechselt Konsonanten
- es hat motorische Probleme, malt und bastelt nicht gern
- es hat Schwierigkeiten, das Radfahren und Schwimmen zu lernen
- es nimmt selten Kontakt zu gleichaltrigen Kindern auf
- im Kindergarten zieht es sich zurück und spielt gern allein stundenlang in der Puppen- oder Bauecke
- es zieht sich aus dem Stuhlkreis zurück und kann nicht zuhören
- es hat über viele Jahre immer den gleichen Freund
- es ist in seinen Tätigkeiten viel zu langsam oder viel zu schnell
- es kann sich nicht allein beschäftigen und langweilt sich immer
- es vergisst und verliert immer wieder Gegenstände

Symptome des hyperaktiven Kindes im Vorschulalter:

- es ist motorisch sehr unruhig und immer in Bewegung
- es spricht schnell und laut
- es regt sich leicht und übermäßig stark auf
- es reagiert spontan und unüberlegt und schlägt schnell zu
- es fragt viel, ohne die Antwort abzuwarten
- es kann nicht lange zuhören, vergisst und verliert viel
- bei Unsicherheit wird das Kind schnell aggressiv
- es hat Sprachprobleme (Stammeln, Schwierigkeiten bei der Aussprache einiger Konsonanten)
- es hält den Stift verkrampft und drückt ihn viel zu sehr auf
- es kann nur schlecht malen und Linien einhalten
- es hält sich nicht an Regeln
- es will immer bestimmen, motzt schnell und ist häufig beleidigt
- es hat mit sich und anderen keine Geduld
- es hat einen ausgeprägten Gerechtigkeitssinn und verzeiht schnell
- es will im Sport immer der Beste sein und ist bei sozialen Diensten sehr eifrig
- es schläft spät ein und braucht nur wenig Schlaf
- es nässt tagsüber manchmal ein, seltener auch nachts
- es kann sich zu Hause anders als im Kindergarten verhalten

5.4 Überdurchschnittliche Intelligenz bei Vorschulkindern

Überdurchschnittliche Intelligenz eines Kleinkindes lässt sich an bestimmten Eigenschaften und Fähigkeiten festmachen.

> Folgende Merkmale deuten auf eine außergewöhnliche Intelligenz bei Kleinkindern hin:
>
> - das Kind hat einen auffallend reichen Wortschatz, seine Sprache ist flüssig und es spricht in Sätzen
> - es ist sehr wissbegierig, fragt viel, will alles erklärt haben und hört gern Geschichten
> - es kann Ereignisse beurteilen und logisch wiedergeben
> - es lernt auffallend leicht und hat ein gutes Gedächtnis für Gedichte und Lieder
> - es beherrscht die Zahlenfolge 1–5
> - es ist fein- und grobmotorisch geschickt und hat Freude am kreativen Gestalten
> - es spielt ausdauernd und fantasievoll
> - es beobachtet gut und kann sich in eine Spielgruppe gleichaltriger Kinder selbstbewusst einordnen
> - es mischt sich ein, versucht, Streit zu schlichten, und zeigt Einfühlungsvermögen
> - es reagiert angemessen und kritisch
> - es lernt aus Fehlern und akzeptiert Grenzen, die man ihm erklärt

Im weiteren Verlauf der kindlichen Entwicklung, der sehr durch Förderung und Erziehung beeinflusst wird, zeigen sich weitere Merkmale einer Hochbegabung.

> Anzeichen für Hochbegabung im Vorschulalter
>
> - das Kind kann sich lange konzentrieren und bemüht sich um ein gutes Gelingen einer Tätigkeit, die es auch selbstkritisch beurteilt
> - es sucht bei Ereignissen nach Ursachen und Zusammenhängen
> - soziale Normen hat es verinnerlicht, sie werden auch beachtet und angewendet
> - es bemüht sich um Gerechtigkeit, ist sich selbst und anderen gegenüber sehr kritisch
> - es ist hilfsbereit und beschützend gegenüber jüngeren Kindern
> - es fordert von den Erziehern eine Vorbildfunktion und die Einhaltung der von ihnen aufgestellten Regeln
> - es verlangt Struktur und Konsequenz und macht Vorschläge zu deren Verbesserung

- es setzt sich selbst Ziele und beginnt, seinen Tagesablauf zu strukturieren
- es lernt mit Begeisterung Zahlen und Buchstaben, will lesen, schreiben und rechnen können
- es freut sich auf die Schule
- das Kind bemerkt, dass es anders denkt, handelt und spricht; diese Erkenntnis verunsichert; verständnisvolle Reaktionen der Erzieher und eine besondere Förderung können aber helfen
- es malt gern und fantasievoll
- Mädchen spielen seltener mit Puppen und bevorzugen kreative und konstruktive Spiele, die Denkleistungen erfordern

Bei der Durchführung von Schulreifetests ist das Ergebnis genau zu dokumentieren und mit der Altersnorm zu vergleichen. Bei großer Diskrepanz sollte ein gezieltes Training mit Einbeziehung der Eltern und eine Nachkontrolle, um den Lernzuwachs festzustellen, erfolgen. Wichtig sind hierbei die Beurteilung der Visuomotorik, des Hörens, der Konzentration, der taktilen Wahrnehmung, der Körperkoordination und der sozialen Eingliederung. Dabei sollte immer darauf geachtet werden, das Kind nicht zu überfordern. Selbst wenn es wie die meisten hochbegabten Kinder sehr ehrgeizig ist, sollte vermieden werden, dass es seine Defizite spürt und die Freude am Üben verliert, sonst könnte sein Selbstbewusstsein leiden.

Um die Frühförderung zu verbessern, ist eine problemorientierte und wissenschaftlich fundierte Anleitung durch geschultes Personal erforderlich. Ein Beispiel aus der Praxis:

Marc-Eric, der auf Anraten der Kindergärtnerin in meine Sprechstunde kam. Marc-Eric, vier Jahre und zehn Monate alt, sonderte sich im Kindergarten immer wieder ab und wollte nicht mit anderen Kindern spielen. Lieber baute er aus Lego-Steinen Häuser mit großen Bögen und bizarre Gestalten. Es spielte damit wie auf einer Bühne fantasievolle Geschichten nach, die er vom Fernsehen kannte. Seine Favoriten waren: »Der Herr der Ringe« und »Harry Potter«, Teile deren Texte konnte er auswendig. Da kein anderes Kind in seiner Kindergartengruppe die gleichen Fähigkeiten besaß, bestand Marc-Eric darauf, allein zu spielen.

Wenn die Erzieherin gerade nicht beschäftigt war, ging er sofort zu ihr, setzte sich neben sie und wollte, dass sie ihm Tiergeschichten vorlas. Dazu holte er immer das gleiche dicke Buch aus dem Regal. Auch wenn alle Kinder herumtobten und im Freien spielten, setzte er sich zur ihr und bat, dass sie ihm vorlas. Schließlich vermutete die Kindergärtnerin einen Mangel an Zuwendung seitens der Eltern oder gar einen Herzfehler, der die körperliche Leistungsfähigkeit des Jungen womöglich einschränkte. Beides war jedoch nicht der Fall, Marc-Eric brauchte einfach nur mehr »geistige Nahrung«.

Ganz anders verhielt sich Leonie, fünf Jahre und drei Monate alt, ein sehr selbstbewusstes Mädchen mit einem ungewöhnlichen Spielverhalten. Die Beschäftigung mit Puppen bezeichnete sie als »albernes Getue mit den leblosen Dingern«, lieber spielte sie selbstbewusst mit Jungen und deren Spielzeug und tobte mit ihnen.

Obwohl Leonie sehr sportlich war, langweilte sie sich beim Turnen und kasperte lieber herum. Da sie später einmal eine große Sportlerin werden wollte, gab die

5 Frühförderung und Entwicklungsdiagnostik

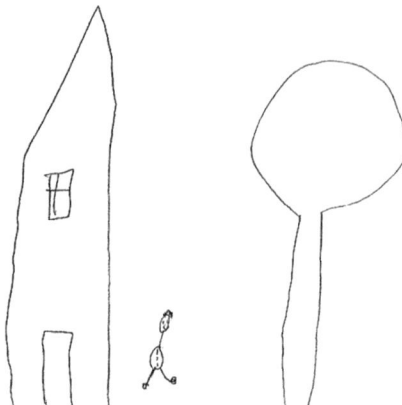

Abb. 31: Marc-Eric malt einen Menschen, ein Haus und einen Baum wie ein durchschnittlich begabter Junge mit fünf Jahren und sechs Monaten

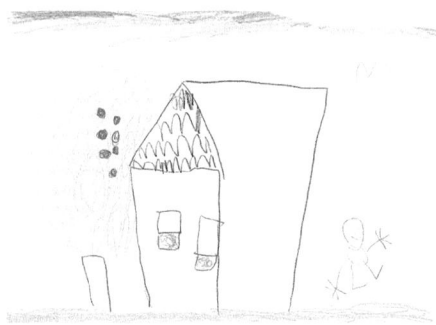

Abb. 32: Leonie malt ein Haus, einen Baum und einen Menschen wie ein Mädchen mit sechs Jahren

Erzieherin Leonie zu bedenken, dass sie mit ihrem Verhalten und ihrer mangelnden Disziplin wenig Aussicht auf Erfolge haben werde, worauf sie erwiderte: »Das wissen Sie doch heute noch nicht, was aus mir einmal wird«. Ähnliche Antworten gab Leonie der Erzieherin des Öfteren und widersprach ihr zwar höflich, aber immer häufiger. Manchmal verweigerte sie auch Tätigkeiten mit der Begründung, diese seien zu langweilig oder nur »Babykram«.

Der sechsjährige Philipp weigerte sich wenige Monate vor der Einschulung, einen Stift in die Hand zu nehmen und zu benutzen. Weder im Kindergarten noch zu Hause wollte er malen oder schreiben. Bis dahin war das überhaupt nicht aufgefallen, doch nun erklärte er immer häufiger, dass er nicht in die Schule wolle.

Philipp wurde aus Sorge, er könne den Anforderungen der Schule nicht gerecht werden, in meine Sprechstunde gebracht. Die ausführliche Diagnose ergab, dass er hochbegabt war, aber schwere Störungen in der Feinmotorik und der visuomotorischen Wahrnehmung als Folge eines ADS ohne Hyperaktivität hatte. Obwohl in den ersten beiden Schuljahren noch keine Noten vergeben werden, hatte er schon

5.4 Überdurchschnittliche Intelligenz bei Vorschulkindern

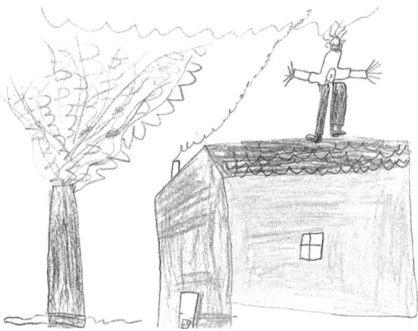

Abb. 33: Philipp malt ein Haus, einen Baum und einen Menschen, wie ein durchschnittlich begabter Junge mit 6,6 Jahren

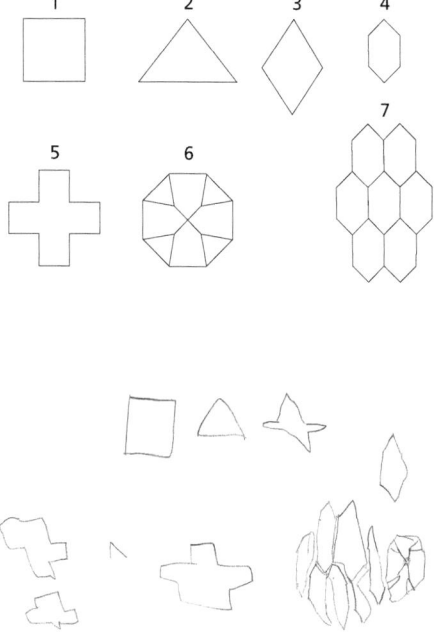

Abb. 34: Phillip zeichnet nach langem Überreden folgende geometrische Figuren ab

jetzt Angst, im Schreiben und Malen zu versagen und wollte deshalb gar nicht erst in die Schule gehen.

Aber beim Nachmalen von geometrischen Figuren zeigten sich deutliche fein- und visuomotorische Verarbeitungsstörungen, die oft ein Frühsymptom für eine spätere Rechtschreibschwäche sein können.

Er war mit seiner Zeichnung überhaupt nicht zufrieden und wollte das Blatt sofort zerreißen. Ich musste ihm versprechen, es nicht seiner Mutter zu zeigen.

Die Diagnose Hochbegabung mit AD(H)S war bei keinem der drei Kinder nach der ersten Stunde zu stellen. Um in solchen Fällen die Gründe für das problematische Verhalten zu ermitteln und herauszufinden, ob sich die Kinder nicht anders geben können oder wollen, braucht der Therapeut viel Erfahrung und muss einige Stunden mit dem Kind spielerisch testend verbringen. Denn bei allen drei Vorschulkindern ergab die gründliche Diagnostik ein AD(H)S mit weit überdurchschnittlicher Intelligenz.

5.5 Voraussetzungen für eine erfolgreiche Schulzeit

Folgende Bedingungen und Fähigkeiten sollten erfüllt und vorhanden sein, damit ein Kind in der Schule erfolgreich sein und Freude am Lernen entwickeln kann.

Vorbedingungen für einen Schulerfolg

- positive Lerneinstellung
- gute Wahrnehmungsfähigkeit mit intakter Wahrnehmungsverarbeitung
- im Normbereich liegende Intelligenz und altersentsprechende soziale Reife
- altersgerechte Konzentration und Daueraufmerksamkeit
- ausreichend gute Lern- und Arbeitsmotivation bei gutem Vorbild der Eltern
- Merk- und Automatisierungsfähigkeit
- psychische Stabilität mit emotionaler Steuerungsfähigkeit
- Fähigkeit zur Selbstinstruktion
- ein gutes Verhältnis zwischen Eltern, Kind und Lehrer
- Kontrolle und Hilfe bei den Hausaufgaben durch die Eltern

Folgende Merkmale im Schulalter können auf Hochbegabung hindeuten:

5.5.1 Im kognitiven Bereich

Fähigkeiten und Eigenschaften beim Denken und Lernen, die auf Hochbegabung schließen lassen:

- die Kinder sind neugierig und hinterfragen alles
- sie lesen gerne und haben dabei viele Interessenbereiche
- sie können sich gut konzentrieren und bringen kreative Ideen ein
- sie verfügen über einen reichen Wortschatz
- sie haben eine schnelle Auffassungsgabe, ein sehr gutes Gedächtnis und ein hohes Lerntempo

- sie denken vielschichtig und erkennen die Beziehung von Ursache und Wirkung
- sie können gut verallgemeinern
- sie beschäftigen sich gern mit abstrakten und komplexen Dingen
- sie lieben Konstruktionsspiele
- sie bilden sich eine eigene Meinung, die sie auch vertreten

5.5.2 Im Leistungsbereich

Im Leistungsbereich sprechen folgende Punkte für Hochbegabung:

- die Kinder haben zahlreiche Interessen und beschäftigen sich vielseitig
- sie haben einen hohen Leistungsanspruch an sich und ihre Umgebung
- sie diskutieren gern mit Erwachsenen oder älteren Kindern und entwickeln eigene Gedanken
- sie lösen gern komplizierte Denkaufgaben und können ganz darin aufgehen
- sie verfügen über eine sehr gute Selbstmotivation
- sie arbeiten gern unabhängig und kreativ
- sie können gut über sich und andere urteilen
- sie haben ein hohes Selbstwertgefühl und verlassen sich auf ihr Können
- sie lernen aus Niederlagen und nehmen Kritik konstruktiv an

5.5.3 Im Verhaltensbereich

Im Verhaltensbereich lässt sich Hochbegabung an spezifischen Fähigkeiten festmachen:

- die Kinder überprüfen kritisch Äußerungen anderer
- sie denken rationell und können Unangenehmes ausblenden
- sie setzen sich Ziele und verfolgen diese planmäßig
- sie erledigen übernommene Pflichten zuverlässig und verantwortungsbewusst
- sie distanzieren sich von Klassenkameraden, deren Verhalten und Ansichten sie nicht teilen und die sich nicht belehren lassen
- das Lösen von Konflikten und Problemen betrachten sie als eine Herausforderung, der sie sich gern stellen
- sie verfügen über eine hohe soziale Kompetenz und übernehmen gern die Führung einer Gruppe
- sie treten für ihre Überzeugungen und für Gerechtigkeit ein
- sie respektieren andere Personen und lehnen aggressives Verhalten ab
- sie können Streit mit überzeugenden Argumenten schlichten
- sie können sich Erwachsenen gegenüber angemessen verhalten

Trotz dieser positiven Eigenschaften haben auch hochbegabte Kinder und Jugendliche mit AD(H)S in der Schule nicht selten mit massiven Problemen zu kämpfen. Häufig werden sie aufgrund ihrer herausragenden Fähigkeiten von den Mitschülern als Streber oder Angeber bezeichnet, ausgegrenzt oder gemobbt. Auch die Eltern der Mitschüler schließen sich meist der Meinung ihrer Kinder an und unterstützen damit die Ausgrenzung der Hochbegabten im Klassenverband.

> Ein hochbegabtes Kind nimmt in der Klasse oft eine Außenseiterposition ein, weil:
>
> - es anders denkt
> - sich gewählter ausdrücken kann
> - einen hohen Leistungsanspruch hat
> - andere Freizeitinteressen hat
> - sich anders verhält

5.5.4 Hochbegabte brauchen Sonderförderung

Da normaler Unterricht Hochbegabte unterfordert und langweilt, sollten Extraklassen oder besondere Förderstunden eingerichtet werden, ähnlich den sogenannten »D-Zug-Klassen« in manchen Gymnasien, wo das Abitur früher gemacht werden kann. In einigen Großstädten gibt es Schulen für Hochbegabte mit besonders ausgebildeten Lehrern, die die Kinder spätestens ab der 5. Klasse fordern und fördern. Die wenigen sehr begabten und lernwilligen Kinder, die das Glück haben, eine solche Schule zu besuchen, sind begeistert und ihr Erfolg zeigt, dass sich diese Sonderförderung lohnt. Allerdings gibt es zurzeit noch zu wenig Gymnasien für Hochbegabte.

Eine wichtige Aufgabe bei Hochbegabten mit AD(H)S wird immer das Vermeiden von Lernstörungen und deren Behandlung sein. Um Lernstörungen frühzeitig zu erkennen, empfiehlt sich das im Folgenden dargestellte Diagnoseprogramm.

> Vorgehensweise bei der Diagnose von Lernstörungen
>
> - Problembeschreibung
> - bisherige Entwicklung des Kindes nachvollziehen
> - Familiengeschichte analysieren
> - Erziehung und soziales Umfeld abklären
> - den organischen und neurologischen Befund berücksichtigen
> - Entwicklungsstand ermitteln
> - die motorischen Fähigkeiten überprüfen
> - Funktion der Sinnesorgane kontrollieren
> - Wahrnehmungsstörungen ausschließen
> - sprachliche Entwicklung untersuchen
> - soziale Reife und Selbstwertgefühl bestimmen

5.5 Voraussetzungen für eine erfolgreiche Schulzeit

- Intelligenz testen
- nach Leidensdruck und psychischen Auffälligkeiten suchen
- Konzentration und Daueraufmerksamkeit überprüfen
- nach Teilleistungsstörungen suchen
- Impulssteuerung kontrollieren
- Fähigkeit der sozialen Anpassung und Eingliederung ermitteln

Bei der Abklärung von Lernstörungen kommt der Untersuchung der motorischen Fähigkeiten, der Diagnose von Wahrnehmungsstörungen und der Intelligenz eine besondere Bedeutung zu, um ein Aufmerksamkeitsdefizitsyndrom mit oder ohne Hyperaktivität auszuschließen. Insbesondere, wenn Lernstörungen in Verbindung mit Beeinträchtigungen der Daueraufmerksamkeit und der Gefühlssteuerung (Affektlabilität) vorhanden sind.

Denn unerkannte AD(H)S Symptome bleiben bestehen und entwickeln sich ohne entsprechende Behandlung weiter bis zu den typischen Symptomen im Jugendalter.

Deshalb sollten durch Wahrnehmungsstörungen hervor gerufene Entwicklungsrückstände noch vor der Einschulung erkannt werden und mit einem regelmäßigen, gezielten, systematischen und auf spielerischen Elementen basierendes Training behandelt werden.

Dabei sollte immer darauf geachtet werden, dass ein Lernzuwachs erreicht wird und das Kind nicht zu überfordern. Selbst wenn es, wie die meisten Hochbegabten sehr ehrgeizig ist, sollte vermieden werden, dass es seine Defizite spürt und die Freude am Üben verliert, sonst könnte sein Selbstbewusstsein leiden.

Um die Frühförderung zu verbessern, sind problemzentrierte und wissenschaftlich fundierte Methoden und geschulte Therapeuten erforderlich.

Durch Wahrnehmungsstörungen hervorgerufene Entwicklungsrückstände sollten noch vor der Einschulung bemerkt werden, um ein regelmäßiges, gezieltes, systematisches und auf spielerischen Elementen basierendes Training durchzuführen. Typische AD(H)S-Symptome sollten möglichst im Schulalter erkannt werden, um sie erfolgreich mit einem multimodalem Therapieprogramm zu behandeln. Ein unbehandeltes AD(H)S mit ausgeprägter Symptomatik kann die Ursache für viele psychische und psychosomatische Erkrankungen im Jugend- und Erwachsenenalter sein.

Symptome des AD(H)S bei Jugendlichen

- Pubertät später als bei Gleichaltrigen, aber intensiver und heftiger
- Vermindertes Selbstwertgefühl, dadurch starke Probleme mit der Umwelt

- Erhebliche Schwierigkeiten im Ablösungsprozess, ständig Streit mit den Eltern bei nur geringer Einsicht
- Mangelnde Selbstkontrolle bei zu hoher Empfindlichkeit
- Selbstgefährdung, um sich zu spüren und zu bestrafen
- Rückfall in kindliche Verhaltensweisen
- »Null-Bock«-Mentalität und schneller Wechsel von Interessen und Freunden
- Jähzorn und Ungeduld nach außen hin, unfähig warten zu können
- Gefahr der Einnahme von legalen oder illegalen Drogen als Selbstmedikation
- Die Berufswahl wird zur Katastrophe, wenn kein ausgeprägtes Hobby besteht
- Schwierigkeiten beim Lernen (Berufsschule, Fahrerlaubnis)
- Erhöhte Risikobereitschaft mit Freude an Geschwindigkeit und Computerspielen

6 Selbstwertgefühl und soziale Kompetenz

6.1 Der hohe Selbstanspruch sehr begabter Kinder und Jugendlicher

Gerade hochbegabte Kinder sind sehr empfindlich, haben einen hohen Anspruch an sich selbst und bemerken schnell ihre Leistungsgrenze, sodass ihr Selbstbewusstsein häufig leidet.

Was eine rechtzeitige, optimale Förderung wirklich erreichen kann, wird immer von vielen individuellen Faktoren abhängig sein. Theoretisch wäre es möglich, im Kindergarten mittels standardisierter Methoden nach Wahrnehmungsstörungen zu suchen. Bei abweichendem Befund könnte dann gezielt geübt und überprüft werden, ob die Altersnorm erreicht wird. Bleiben die Defizite bestehen, wäre eine professionelle Diagnostik indiziert, um Spätfolgen wie ein schlechtes Selbstwertgefühl, Teilleistungsstörungen, Fehlentwicklungen und psychosomatischen Beschwerden zu verhindern. Hochbegabten Kindern könnte so die Freude am Lernen erhalten und ihr Selbstwertgefühl gestärkt werden.

Noch gehen wir mit hochbegabten Kindern in einer sehr wichtigen Lernperiode wie der Vorschulzeit wenig förderlich um. Wird ihre Begabung nicht erkannt, können die Eltern nicht entsprechend reagieren, die Kinder langweilen sich zu Hause und in der Schule, sie verlieren bald jegliche Motivation am Lernen. Sie können nicht das Glücksgefühl, das Lernen und Wissenserwerb auslöst, spüren und erleben, dass Lernen Spaß und richtig »süchtig« machen kann. Später, wenn ihre Hochbegabung erkannt, sich im Intelligenztest bestätigte, ein vorhandenes AD(H)S erfolgreich behandelt wurde, braucht man sie nicht mehr zum Lernen ermuntern. Wenn Lernen erfolgreich ist und Anerkennung bringt, äußern diese Kinder und Jugendlichen dann nicht mehr: »Schule ist langweilig, Hausaufgaben hasse ich, dass Lernen Spaß machen soll, kann ich mir nicht vorstellen.« Jetzt macht ihnen Lernen Freude und Spaß, sie können Erfolge, Anerkennung genießen und ein gutes Selbstwertgefühl entwickeln.

6.2 Die große Bedeutung der sozialen Kompetenz und des Selbstwertgefühls

Soziale Kompetenz setzt ein gutes Selbstwertgefühl sowie die Fähigkeiten, angemessen mit anderen Menschen umzugehen, deren Körpersprache zu verstehen und sich im Gespräch und im Verhalten schnell auf wechselnde Situationen einstellen zu können, voraus.

> Über soziale Kompetenz zu verfügen heißt:
> - über Selbstsicherheit zu verfügen
> - mit Aufgeschlossenheit auf andere zugehen zu können
> - sich bei der Teilnahme an Gesprächen unter Kontrolle zu haben
> - mit Rücksicht auf andere eigene Ziele zu verwirklichen
> - mit Bedacht eigene Entscheidungen zu treffen
> - sich psychisch stabil und aufgeschlossen den Anforderungen zu stellen

Sozial angemessenes Verhalten ist immer mit der Anerkennung sozialer Normen und Grenzen verbunden. Diese müssen den Kindern so früh wie möglich erklärt, beigebracht und natürlich auch vorgelebt werden. Begabte Kinder haben ein gutes Verständnis für deren Notwendigkeit, akzeptieren und verinnerlichen sie, denn Grenzen bedeuten auch Sicherheit.

Soziale Kompetenz bedeutet nicht Einschränkung und Verzicht, sondern seine Persönlichkeit voll entfalten zu können und trotzdem die Interessen der anderen zu respektieren.

> Symptome, die auf eine Beeinträchtigung der sozialen Kompetenz hindeuten:
> - das Kind kann nicht abwarten, bis es an der Reihe ist
> - es kann sich nicht gut in eine spielende Gruppe einbringen, obwohl es das möchte
> - es nimmt von sich aus keinen Kontakt zu Kindern auf
> - es vermeidet Gruppen Gleichaltriger und spielt lieber allein
> - es klammert an der Mutter und reagiert permanent ablehnend auf Zuwendung Fremder
> - es spricht nur mit Familienangehörigen
> - es beachtet nicht die Körpersprache der anderen

Hochbegabte Kinder haben an sich und andere, insbesondere an Autoritätspersonen, große Ansprüche. Aufgrund ihrer guten Beobachtungsgabe lernen diese Kinder mehr durch Nachahmung als durch Ratschläge. Sie hinterfragen alles und erwarten nachvollziehbare Erläuterungen. Gegenüber Versprechungen, die nicht eingehalten werden, reagieren sie sehr empfindlich. Erleben diese Kinder ständig Enttäu-

6.2 Die große Bedeutung der sozialen Kompetenz und des Selbstwertgefühls

schungen sowohl durch eigenes Versagen als auch durch Ablehnung von außen, kommt es zu einer inneren Verunsicherung, die mit negativem emotionalem Stress einhergeht und oft über Aggressivität abreagiert wird.

Besteht der negative Stress über einen längeren Zeitraum, kann es zu Ängsten, Aggressionen oder psychosomatischen Beschwerden kommen. Der negative emotionale Stress wirkt hierbei als Bindeglied zwischen psychischen und körperlichen Beschwerden, weil starker emotionaler Stress folgendes bewirkt:

- eine Veränderung des Verhältnisses der Botenstoffe zueinander,
- einen Verlust der Kontrolle über unsere Reaktionen,
- eine Blockade unseres Denkens,
- eine Schwächung des Abwehrsystems,
- organische Erkrankungen können ausgelöst werden.

Mit diesen Symptomen kamen hochbegabte Kinder und Jugendliche häufig in meine Sprechstunde. Ihre Beschwerden haben eine psychosomatische Ursache, die durch unbewältigte Konflikte in der sozialen Interaktion ausgelöst wurden. Da ihr Intelligenzniveau und ihre soziale Reife nicht übereinstimmen, reagiert ihr soziales Umfeld irritiert. Die Kinder fühlen sich nicht verstanden, ausgegrenzt oder falsch behandelt, sind oft überempfindlich und haben kein Selbstvertrauen. Wenn eine psychische Belastung über einen längeren Zeitraum besteht, kann sie krank machen. Es setzt sich eine Spirale in Gang, die mit Schulangst, Kopf- oder Bauchschmerzen, manchmal auch mit Essstörungen beginnt und über eine emotionale Lernblockierung zum Rückzug mit Aggressivität oder Verweigerungshaltung führen kann.

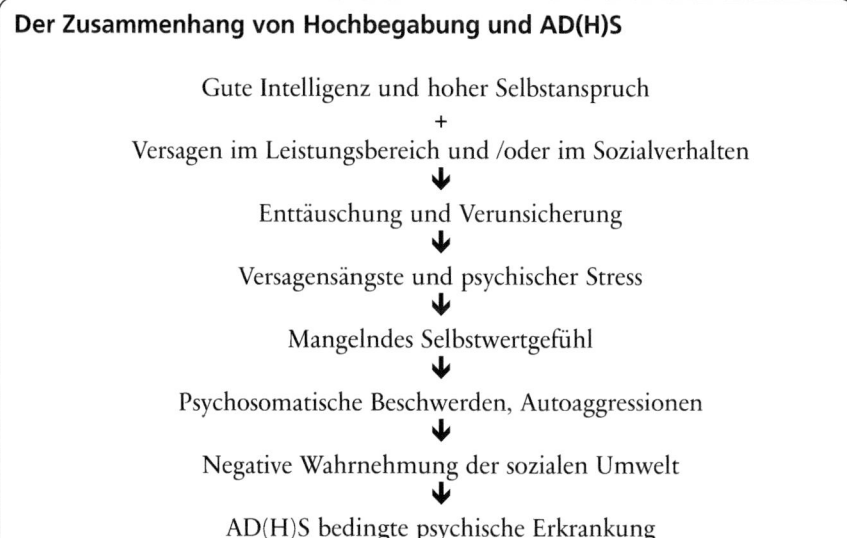

Um eine solche Entwicklung zu vermeiden, sollten hochbegabte Kinder mit AD(H)S unbedingt frühzeitig gefördert und auf mögliche Probleme im Schulalltag vorbereitet werden. Sie brauchen Hilfen, wie sie mit sich und den Klassenkameraden umgehen können, damit es nicht zu Konflikten kommt, für deren Ursache sie allein verantwortlich gemacht werden. Das heißt nicht, dass sie eine Psychotherapie benötigen, in erster Linie brauchen sie Eltern, die ihre Probleme begreifen und ihnen entsprechende Unterstützung geben. Eltern, aber auch Lehrer hochbegabter Kinder und Jugendlicher sollten sich dieser Verantwortung bewusst sein.

> Sehr begabte Kinder und Jugendliche brauchen in ihrer Freizeit eine fördernde, das Selbstwertgefühl stärkende und faszinierende Beschäftigung.

Am besten können sportliche Aktivitäten, Musizieren, künstlerisches, kreatives Schaffen oder Wissensaneignung in Arbeitsgemeinschaften Hochbegabten einen Ausgleich schaffen. Unter ihresgleichen haben Hochbegabte die wenigsten Probleme im sozialen Umgang, vorausgesetzt zur Hochbegabung kommt nicht ein ausgeprägtes AD(H)S hinzu. Damit ein hochbegabtes Kind mit AD(H)S nicht ausgegrenzt wird oder sich selbst absondert, braucht es die Hilfe der Erzieher.

Selbstsicherheit oder Selbstvertrauen ist die Überzeugung, die Geschehnisse des eigenen Lebens im Griff zu haben und neu auftretenden Herausforderungen gewachsen zu sein.

6.2.1 Soziales Kompetenztraining

Mögliche Schwerpunkte für ein individuelles, problemorientiertes soziales Kompetenztraining, wie ich es in meiner Praxis erfolgreich durchgeführt habe:

1. Keine Abwertung zulassen, mit Kritik umgehen lernen, sich aber auch angemessen wehren können
2. Aktiv Kontakte zu Gleichaltrigen pflegen, zu den Mitschülern in der Pause und nach der Schule
3. Freunde einladen und etwas gemeinsam machen
4. Keine Flucht in die Medien zulassen, Facebook-Freunde sind selten echte Freunde!
5. Über seine Gefühle sprechen lernen
6. Abendliche Tagesreflexion: Was war heute besonders gut und was sollte ich noch besser machen?
7. Wichtiges und Unwichtiges unterscheiden, Prioritäten setzen
8. Eine To-do-Liste täglich führen und abarbeiten
9. Bestandaufnahme machen: Was kann ich gut? Was sollte ich noch verbessern?
10. Sozialverhalten nach aktuellen Schwerpunkten trainieren, evtl. mithilfe der Eltern
11. Eine eigene Meinung haben, sich abgrenzen können
12. Sein Verhalten in aktuellen Situationen überprüfen, sich loben lernen
13. Andere Personen beurteilen und seine Aussagen begründen

6.2.2 Selbstwertgefühl und soziale Kompetenz sind eine Investition fürs Leben

> Unter Selbstwertgefühl versteht man die Summe der Empfindungen und Fähigkeiten, die man sich selbst zuschreibt. Diese Einschätzung ist das Ergebnis der erlebten Reaktionen des sozialen Umfeldes auf eigenes Handeln.

Ein hohes Selbstwertgefühl ist auch bei sehr begabten Kindern keine Selbstverständlichkeit. Erfährt das Kind in seiner Entwicklung ständig Ablehnung und negative Resonanz von seiner Umgebung, so wird es verunsichert und in seinem Bemühen gehemmt, sich im Auftreten oder im Verhalten zu korrigieren. Gerade sehr begabte Kinder sind besonders empfindlich, da sie über eine bessere Wahrnehmung und Eigenreflexion verfügen. Mit Beginn ihrer Entwicklung haben sehr begabte Kinder einen hohen Eigenanspruch, der unbedingt erhalten bleiben sollte, da er eine wichtige Voraussetzung für die Lernmotivation ist. Lernen wiederum befähigt zu klugen Entscheidungen und richtigem Handeln und somit zu Erfolg und Anerkennung. Beides sind Grundlagen für die Ausbildung eines hohen Selbstwertgefühls, das ich mit Selbstbewusstsein gleichsetzen möchte.

> Kinder und Jugendliche entwickeln ihr Selbstwertgefühl aus:
> - ihrer genetischen Grundausstattung
> - den Erfahrungen, die sie täglich machen und auswerten
> - der Anerkennung und Akzeptanz, die sie von der Umgebung erfahren
> - der Fähigkeit, das Denken und Handeln anderer zu beeinflussen
> - der Gewissheit, Anforderungen bewältigen und Aufgaben erfüllen zu können

Je höher unser Selbstwertgefühl ist, umso erfolgreicher können wir die Schwierigkeiten in der Schule oder im Beruf und im Privaten meistern. Auch können wir kommunizieren, ohne uns zu verstellen, können andere überzeugen und müssen kritische Auseinandersetzungen nicht fürchten.

Sowohl Selbstwertgefühl als auch soziale Kompetenz sind nicht angeboren vorhanden, sondern müssen erworben werden und sind als Voraussetzungen für Erfolg und Anerkennung wichtig für die Entwicklung.

> Selbstbewusste Kinder sind mit sich zufrieden, psychisch stabil, kontaktoffen und kritisch. Sie haben eine eigene Meinung, die sie auch vertreten, akzeptieren Grenzen und können sich selbst solche setzen. Sie genießen den Schutz ihrer Familie und akzeptieren die Persönlichkeit und die Gefühle anderer.

Ein gutes Familienklima fördert das nötige Selbstbewusstsein, um mit negativen Erfahrungen und Enttäuschungen besser umgehen zu können. Selbstbewusste Kinder und Jugendliche nehmen Kritik an, ohne gleich gekränkt zu sein, sie lernen, auf die Gefühle anderer zu achten und diese ernst zu respektieren. Haben sich die Kinder mit einem Vorbild identifiziert und soziale Normen verinnerlicht, können sie ein Gewissen entwickeln und lernen, soziale Verantwortung zu übernehmen. Für die Gewissensbildung und für die Entwicklung eines Verantwortungsbewusstseins ist die soziale Kompetenz eine wichtige Voraussetzung.

Selbstbewusste Kinder lassen sich nicht leicht täuschen und hinterfragen alles. Wenn sie ein Gefühl der Unsicherheit verspüren, fragen sie die Eltern oder andere Vertrauenspersonen um Rat. Daher ist es wichtig, dass sich die Eltern Zeit nehmen, wenn sie gebraucht werden und den Kindern ein zuverlässiger Partner sind. Das heißt nicht, dass sie immer anwesend sein müssen. Ganz im Gegenteil: Eine ängstliche und überbehütende Erziehung kann die Entwicklung zur Selbständigkeit beeinträchtigen. Besonders negativ wirkt sich ein ständiges Gängeln und Bevormunden des Kindes aus: Häufige Aussagen wie »Komm her, ich mach das« signalisieren dem Kind, dass es nichts könne. Allmählich beginnt das Kind zu resignieren und an seinen Fähigkeiten zu zweifeln. Macht das Kind aber keine eigenen Erfahrungen, kann es nichts lernen. Deshalb sollten die Eltern ihre Kinder vieles erst probieren lassen und ihnen erst dann zeigen, wie es gemacht wird, wenn es nicht gelingt. Beim nächsten Mal sollte das Bemühen des Kindes unbedingt gelobt und Erfolg in Aussicht gestellt werden.

Nur aus selbstbewussten Kindern werden auch selbstbewusste Erwachsene.

6.3 Schulversagen beeinträchtigt das Selbstwertgefühl und die soziale Kompetenz

Fast alle Kinder beginnen ihre Schullaufbahn voller Eifer und mit dem Ziel, von ihren Eltern und Lehrern für ihre Bemühungen und guten Leistungen gelobt zu werden. Daher bemühen sie sich in den ersten Klassen meist, um Eltern und Lehrern eine Freude zu machen. Wenn sie aber merken, dass sie den Anforderungen nicht gewachsen sind und trotz intensiven Übens kein Lob bekommen, werden sie innerlich schnell verunsichert und reagieren sich dann in Form von Aggressionen oder Ängsten ab. Je intelligenter ein Kind ist, umso mehr leidet es unter den Misserfolgen. Wird das nicht erkannt und ihm nicht geholfen, verliert es für immer die Freude am Lernen.

Verfolgt man die Zeugnisse von hochbegabten Kindern und Jugendlichen mit AD(H)S bedingten Schulproblemen, wird immer wieder der gleiche Leidensweg beschrieben.

In meiner Sprechstunde wurden mir sehr viele dieser Kinder und Jugendlichen vorgestellt, die in der Schule versagten. Sie hatten dort wenig Freude, hassten die Hausaufgaben und beteiligen sich kaum am Unterricht. Dabei gibt es erstaunli-

6.3 Schulversagen beeinträchtigt das Selbstwertgefühl und die soziale Kompetenz

cherweise zwischen den einzelnen Fächern deutliche Unterschiede. Ist der Unterricht abwechslungsreich, die Inhalte interessant und der Lehrer sympathisch, haben sie gute bzw. sehr gute Noten. Persönliches Interesse, Veranlagung oder auch nur die Art der Unterrichtsgestaltung mögen die Gründe für diese zeitweilige Motivation der eigentlich sonst eher desinteressierten Schüler sein.

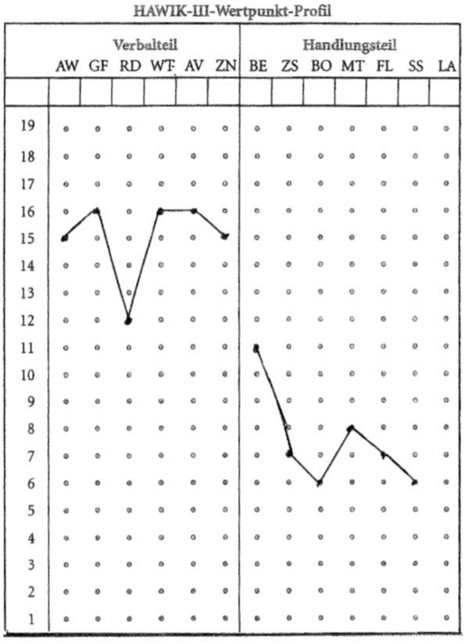

Abb. 35: Der HAWIK-Intelligenztest eines 12-jährigen hochbegabten Jungen mit einem ausgeprägten ADS ohne Hyperaktivität, was bisher weder erkannt noch behandelt wurde. Dieser Junge besuchte die Hauptschule mit großen Lernproblemen besonders im Rechnen und Schreiben.
Diese extrem hohe Differenz zwischen Verbal- und Handlungsteil ist sehr selten, aber typisch für eine schwere AD(H)S-Symptomatik. Auch das konnte ich in meiner Sprechstunde immer wieder feststellen. Dieser Junge hatte folgende IQ-Werte: Gesamt-IQ = 108, IQ im Verbalteil = 138, IQ im Handlungsteil = 86. Hier würde eine erfolgreiche multimodale AD(H)S-Therapie, natürlich mit Stimulanzien, langfristig eine deutliche Verbesserung des IQ-Wertes vom Handlungsteil erbringen und so den Gesamt- IQ-Wert erhöhen und nicht nur das. Auch Selbstwertgefühl und soziale Kompetenz könnten sich wesentlich verbessern, der Junge wäre endlich in der Lage, von seiner eigentlich vorhandenen Hochbegabung zu profitieren.

Im Laufe der Zeit haben diese hochbegabten Kinder und Jugendlichen die Fähigkeit verloren, Wissensaneignung als etwas Positives zu sehen und können das durch Lernen ausgelöste Glücksgefühl nicht verspüren. Dieses Glücksgefühl wird als »Fließen« bezeichnet und ist ein Zustand der Selbstvergessenheit mit hochgradiger Motivation. Beim Fließen sind die Emotionen gebündelt ausgerichtet und dienen nur der Erledigung der aktuellen geistigen Aufgabe. Ansonsten braucht es viel Geduld und Fingerspitzengefühl, die Betroffenen wieder zum regelmäßigen Lernen zu motivieren. Oft haben sie sich einer Gruppe Gleichgesinnter angeschlossen und gehen dort ganz anderen Interessen nach, wobei die Schule zum notwendigen »Übel« wird.

Ursache für ein schlechtes Selbstwertgefühl sind oft Wahrnehmungsstörungen im Rahmen eines AD(H)S verbunden mit Störungen der Gefühlssteuerung, der Konzentration und der sozialen Eingliederung. Behandelt man diese Kinder, d. h. hilft man ihnen, ihre neurobiologisch bedingten Defizite zu beseitigen, so können sie über ihre sehr gute Intelligenz verfügen und viel erfolgreicher lernen. Dann bessert sich auch ihr Selbstwertgefühl.

6.4   Die Fantasie als Ort der Erlebnisverarbeitung

Was nützt Hochbegabung, wenn das Kind seine Fähigkeiten nicht entwickeln und anwenden kann, weil es z. B. ständig gegängelt, bevormundet, durch Überbehütung eingeengt oder in seinem Wissensdrang behindert wird? Fühlt sich das Kind von seinen Eltern und Erziehern nicht verstanden, dann resigniert es, zieht sich zurück und flüchtet in eine Traumwelt, in der es die verspürte Kränkung mithilfe seiner Fantasie abreagiert und verarbeitet.

> Die Fantasie hat in der Erlebnisverarbeitung eine zentrale Rolle und hilft den Kindern, negative und traumatisierende Erlebnisse abzuwehren, zu verarbeiten und ihnen nachträglich einen positiven Sinn zu geben. Mithilfe von Träumereien versuchen Kinder, ihre innere und äußere Welt wieder ins Gleichgewicht zu bringen. Gerade Kinder mit AD(H)S verfügen über ein großes Potenzial an Fantasie, was man diagnostisch und therapeutisch nutzen sollte.

Es lohnt sich, die Kinder zu fragen, wovon sie träumen, was sie sich wünschen, was oder wer sie gern wären oder was sie tun würden, wenn sie zaubern könnten. Auch kann man manches über ihre Probleme erfahren, wenn man ihnen beim Rollenspiel, wie z. B. »Mutter und Kind«, »Schule«, »Arztbesuch«, zusieht oder zuhört. Heute sind es meist Computerspiele, mit deren Hilfe sich viele Kinder abreagieren. Sie begeben sich in eine andere Welt, können dort die Helden sein, Großes leisten und Anerkennung genießen. In ihrer Fantasie verwandeln sie negative Erfahrungen in positive Erlebnisse und reagieren ihre Aggressionen ab. Anstatt sich mit der Realität auseinanderzusetzen, blenden die Kinder die Wirklichkeit aus und verdrängen unangenehme Dinge. AD(H)S-Betroffene sind infolge ihrer neurobiologischen Besonderheit mit der engmaschig feinen neuronalen Vernetzung ihres Gehirns sehr kreativ und haben viel Fantasie. Sie können aber Stress deshalb nur verzögert abbauen und sich unter Stress in Situationen hineinsteigern bis zu panischen Ängsten. Das belastet besonders Hochbegabte mit AD(H)S in ihrem Sozialverhalten. Auch in Zeichnungen drücken Kinder ihre Gefühle, Wünsche, Erlebnisse und Nöte aus, wie ▶ Abb. 36 und ▶ Abb. 39 zeigen.

6.4.1 Frederic, 10 Jahre alt, aggressiv, hochbegabt, hat eine Lese-Rechtschreib-Schwäche

Frederic besucht die 4. Klasse und hat trotz Hochbegabung schlechte Noten. Der Junge hat wenig Freude in der Schule: Infolge von Wahrnehmungsstörungen leidet er unter einer Lese-Rechtschreib-Schwäche, er vergisst häufig die Hausaufgaben und hat Probleme mit seinen Klassenkameraden. Ständig reagiert er zu empfindlich, unüberlegt und unangemessen, wird deshalb oft geärgert und kann, wenn er sich wehrt, seine Wut kaum zügeln.

Frederic ist mit seinem Verhalten und seinen schulischen Leistungen sehr unzufrieden. Gerne möchte er sich ändern, doch selbst, wenn er sich viel Mühe gibt, kann er seine Noten nicht verbessern und seine Verhaltensweisen nicht dauerhaft ändern. Das verunsichert ihn und macht ihn gegen sich und andere aggressiv. Besonders leidet er darunter, dass er nicht in der Lage ist, sich bei Angriffen sofort verbal angemessen zu verteidigen.

Um dieses Defizit auszugleichen, erfand er das Bild der Hölle, in die er alle schickt, die ihn ärgern, schlagen oder beschimpfen. Seinen Eltern zeigt er diese Zeichnung nicht. Da er trotz aller Bemühungen ihren Anforderungen nicht genügen kann, schickt er auch sie immer wieder in die Hölle.

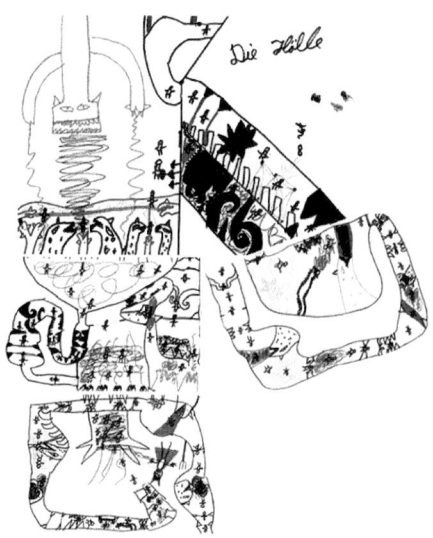

Abb. 36: Die »Hölle« – mithilfe solcher Zeichnungen reagiert der zehnjährige hochbegabte Frederic seine Ängste, unter denen er sehr leidet, aggressiv ab

Seine Mutter, die zu diesem Zeitpunkt nichts von dem Bild weiß, bringt ihn in meine Sprechstunde und berichtet:

Frederic leide unter den Hänseleien seiner Klassen- und Sportkameraden und werde nicht akzeptiert, weil er zu viel rede, sich überall einmische, bei der geringsten Kleinigkeit gleich in die Luft gehe und immer alle Schuld von sich weise. Sobald der

Erfolg ausbleibe oder er Streit mit seinen Sportkameraden habe, was häufig der Fall ist, werfe er alles hin und wechsle den Verein. Dabei sei er sportlich sehr begabt und zeige immer vollen Einsatz. Bisher habe er folgende Sportarten ausgeübt: Turnen, Leichtathletik, Rennradfahren, Handball, Schwimmen und Basketball.

Frederic leide sehr unter seinen Misserfolgen in der Schule. Die Noten verschlechterten sich immer mehr, was ihn wütend mache. Oft zerreiße er auch Arbeiten mit schlechten Noten und bekäme deshalb Ärger. In der letzten Zeit habe er eine 4, eine 5 und sogar eine 6 in Religion gehabt. Die Enttäuschung sei von allen Seiten sehr groß, auch die Lehrerin verstehe ihn nicht. Er behaupte, dass er für das Gymnasium nicht klug genug sei, obwohl er noch vor einigen Monaten die Empfehlung der Schule erhalten habe und sich sehr darauf freute. Jetzt habe er regelrecht Angst, in die Schule zu gehen. Dabei bezeichnen alle, die ihn kennen, den Jungen als einen äußerst klugen Kopf. Seine Mitschüler hingegen schließen z. T. schon Wetten ab, wie schlecht seine nächste Note sei.

Allerdings fühle er sich nicht nur in der Schule, sondern auch zu Hause unwohl. Vater, Mutter und Schwester hätten sehr oft Streit mit Frederic, weil er rechthaberisch sei, sich nicht an Regeln halte und Grenzen zu überschreiten versuche. Ständig rede er dazwischen, auch wenn er gebeten werde, nicht zu stören. Selbst wolle er jedoch keinesfalls gestört werden. Besonders leide er unter seiner Schwester, die er lange Zeit extrem unterdrückte. Da sie sich seit einiger Zeit dagegen wehre, fühle er sich durch sie genervt und beschimpfe sie mit inakzeptablen Worten.

Auch leide der Junge unter Schlafproblemen und könne erst nach Mitternacht Ruhe finden. Die Familie mache sich Sorgen, dass ihm alles über den Kopf wachse und er damit allein nicht fertig werde.

Erst nach gründlicher Diagnose konnte ich als eigentliche Ursache von Frederics Schwierigkeiten ein Aufmerksamkeitsdefizitsyndrom bei sehr guter Begabung feststellen. Schwerpunkte der erfolgreichen Behandlung waren eine verhaltenstherapeutische Begleitung, die Gabe von Stimulanzien und eine Anleitung der Eltern zum Coaching.

Bald brauchte er »die Hölle« nicht mehr und lernte, sich verbal angemessen zu wehren und nicht mehr so empfindlich zu reagieren. Endlich konnte er seine Gefühle steuern, über seine Fähigkeiten verfügen und ein besseres Selbstwertgefühl entwickeln, aber dazu brauchte er unbedingt regelmäßig seine Tabletten (die Stimulanzien). Sein Intelligenzquotient besserte sich innerhalb von vier Jahren von 126 auf 132.

6.4.2 Sebastian, hochbegabt 9 Jahre alt, impulsiv und mit sich unzufrieden

Sebastian lernte ich als Neunjährigen kennen; er kam auf eigenen Wunsch in meine Praxis. Er hatte seiner Mutter erklärt, dass mit ihm etwas nicht stimme, denn so schnell und stark regten sich die anderen Kinder nicht auf. Er könne auch verstehen, dass er keine Freunde habe, da sie ziemlich viel ertragen müssten. Außerdem störe es ihn, dass er nicht so gut rechnen und lesen könne, bei ihm ginge alles viel zu langsam. Er spiele zwar gern Fußball, könne aber auch hier nicht schnell genug reagieren und treffe immer daneben.

Seine Mutter beobachtete Ähnliches, glaubte aber, dass ihr Sohn ein Spätentwickler sei; sein Vater versuchte ihn zu trösten: »Ich habe früher in der Schule die gleichen Probleme gehabt, das besserte sich dann auf dem Gymnasium. Ich habe dann schließlich auch studiert und bin jetzt Chef einer großen Firma.« Aber Sebastian ließ nicht locker, er wollte nicht so lange warten.

Bei unserem ersten Gespräch äußerte Sebastian folgenden Satz, der mir zu denken gab: »Ich habe immer so starke Gefühle, die ich nicht bremsen kann und manchmal weiß ich gar nicht, ob ich lachen oder weinen will. Das kann ich nicht selbst bestimmen, das kommt einfach so«. Ein Siebenjähriger, der so seine Gefühle wahrnimmt, sich darüber Gedanken macht und seine Beobachtungen gleich beim ersten Besuch mitteilt – das war außergewöhnlich und beweist eine gute Wahrnehmungs- und Reflexionsfähigkeit und spricht für einen großen Leidensdruck mit der Hoffnung auf Hilfe.

Sebastian erklärte, dass er sein Problem vorher schon anderen gesagt habe, aber niemand habe begriffen, was er meinte. Deshalb erkundigte er sich gleich, ob ich ihn verstanden hätte. Sein Blick war prüfend, aber ich versicherte ihm, dass ich ihn sehr gut verstehe, was ihn offensichtlich beruhigte.

Ich vermutete, dass Sebastian ein kluger, sehr kritischer, aber auch sehr empfindlicher Junge ist, der durch seine unkontrollierbaren Gefühle verunsichert wird. Mir war klar, dass er alles, was ich sage, sehr kritisch bewerten und hinterfragen würde. Daher hatte ich sehr überlegt zu reagieren, um ihn nicht zu enttäuschen.

Sebastian berichtete weiter, dass er mit seinen Eltern eigentlich ganz zufrieden sei. Er habe einen jüngeren Bruder, der manchmal nerve und nicht immer auf ihn höre. In der Schule ärgere er sich über die vielen Hausaufgaben, die sehr lange dauerten, da er wegen seiner schlechten Schrift oft alles noch einmal schreiben und viel radieren müsse. Dabei mache er beim Schreiben mehr Fehler als beim Rechnen, letzteres könne er gut. Zu Hause gäbe es manchmal wegen seiner Unordnung Ärger, aber er habe einfach keine Zeit zum Aufräumen. Selbst wenn er dann aufgeräumt hat, sei Mama noch lange nicht damit zufrieden.

Sebastians Mutter berichtet, dass ihr Sohn zu Beginn der 1. Klasse sehr gut in der Schule gewesen sei und sich jeden Tag auf den Unterricht gefreut habe. Er sei schon immer ein aufgewecktes Kind mit einem starken Willen gewesen. Seit der zweiten Hälfte des zweiten Schuljahres seien ihm jedoch die Hausaufgaben immer unangenehmer geworden. Er habe getrödelt und es habe ewig gedauert, bis er mit den Hausaufgaben endlich angefangen habe. Konnte er etwas nicht gleich, sei er wütend geworden, habe geschrien und das Heft zugeklappt. »Mir reicht es, ich kann das nicht!« sei sein stereotyper Spruch gewesen. Sebastians Schulmappe glich einem Papierkorb. Da er für den Unterricht drei Mathematikhefte brauchte, habe er in diesem Chaos selten das gefunden, was er gerade benötigte. Viele Zettel, Essensreste, gesammelte Steine und Kastanien, Bilder, bunte Laubblätter, alles sei kreuz und quer verstreut gewesen. Was an Hausaufgaben erledigt werden musste, hätten die Eltern erst suchen müssen. Dagegen habe sich die Lehrerin nur lobend über Sebastian geäußert, besonders hätten ihr seine wortgewandten mündlichen Beiträge gefallen. Sie habe gemeint, er sei eben ein lebhafter Junge, dem es schwerfiele, Ordnung zu halten. Dies sei nicht ungewöhnlich.

Sebastian hatte aber auch Probleme in der Fein- und Visuomotorik und in der Konzentration. Bei der Untersuchung malte er die geometrischen Figuren ab (▶ Abb. 37), war aber selbst damit gar nicht zufrieden und schließlich erst nach dem fünften Malversuch bereit, sich einer anderen Aufgabe zu widmen.

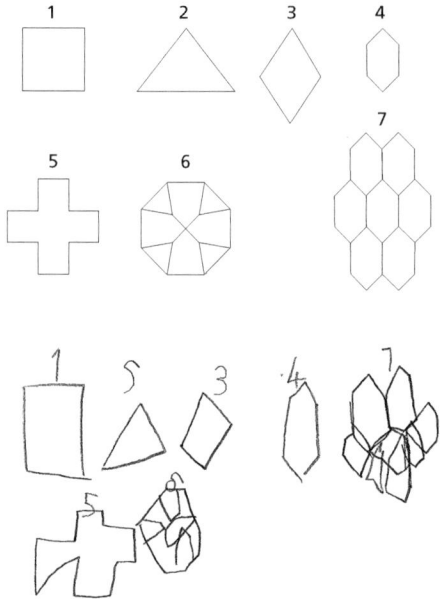

Abb. 37: Sebastian malt geometrische Figuren ab mit deutlicher Beeinträchtigung seiner visuomotorischen Fähigkeiten

Die Mutter berichtet weiter, dass Sebastian im Kindergarten und auch zu Hause nie malen wollte. Er hätte schon immer motorische Probleme gehabt, besonders mit der Koordination. Radfahren und schwimmen könne er deshalb noch nicht sicher, auch wenn er gerne tauche und sich über Wasser halten könne. Er würde in tiefes Wasser springen und sicher das Ufer erreichen, aber mit einem eigenartigen Schwimmstil.

Zu Hause sitze er am liebsten vor dem Fernsehgerät oder baue stundenlang mit seinen Legobausteinen sehr komplizierte Burgen. Dabei sei er ganz konzentriert, genau wie beim Vorlesen von Geschichten.

Im Zeugnis der 1. Klasse stehe, dass er gut lesen, schreiben und rechnen könne, nur seine Schrift sei noch etwas unausgewogen. Er ließe sich leicht ablenken und solle sich bemühen, mit seinem Arbeitsmaterial sorgfältiger umzugehen. Wenn er sich konzentriere, könne er schwierige Rechenaufgaben sicher, schnell und richtig lösen. Sein Verhalten sei aber tadellos, er sei höflich und kameradschaftlich. Die Mutter meint, sie habe dem Verhalten nach, zwei ganz verschiedene Söhne, da sich Sebastian in der Schule ganz anders gebe als zu Hause.

Zu Hause sei er sehr oft impulsiv und könne, wenn er stark geärgert oder beleidigt worden sei, die Kontrolle über sich verlieren, dann benutze er Schimpfwörter oder schlage zu, was ihm danach sehr Leid tue. Meist schreibe er dann Briefe, in denen er sich entschuldigt und verspricht, es nicht wieder zu tun, was er aber selten halten könne, da er schnell sehr vergesslich ist.

Bei Sebastian wurde eine Hochbegabung verbunden mit einem Aufmerksamkeitsdefizitsyndrom diagnostiziert.

Die Untersuchung der Intelligenz ergab im

- Raven-Matrizentest: einen IQ von 117, wobei er viele Flüchtigkeitsfehler machte
- Kramer-Entwicklungstest: einen IQ von 130
- HAWIK: einen IQ von 128 (139 im Verbalteil, 108 im Handlungsteil)

Grafisch dargestellt ergab sich ein für ein ausgeprägtes AD(H)S typischer Intelligenztest mit einer großen Differenz zwischen dem Verbal- (Wissens-) und Handlungsteil (▶ Abb. 38).

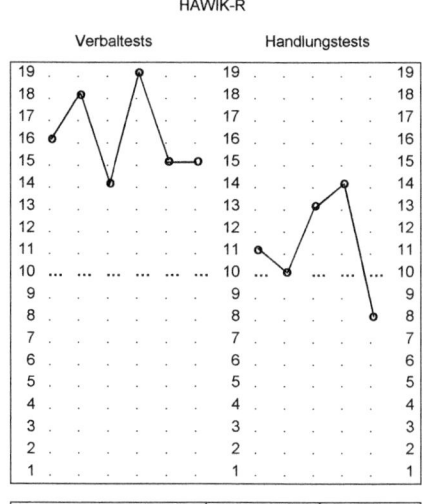

Abb. 38: Der Intelligenztest von Sebastian: Gesamt-IQ von 128 (Verbalteil 97 Punkte nach Korrektur IQ = 139, Handlungsteil IQ = 108). Dieser HAWIK-R zeigt eine deutliche Differenz zwischen Verbal- und Handlungsteil, was für eine beeinträchtigte Verarbeitung von Wahrnehmungen spricht und für ein AD(H)S typisch ist.

Sebastian litt unter seinem unüberlegten und impulsiven Handeln und darunter, dass er keine Freunde hatte. Überall wurde er ausgegrenzt und vergessen. Wollte er mit Kindern spielen, so hatten diese stets eine Ausrede parat. Aufgrund seiner hohen Intelligenz und mithilfe des konsequenten und verständnisvollen Verhaltens der

Eltern konnte er sein gutes Leistungsniveau in der Schule halten. Dennoch litt der Junge sehr unter seiner schlechten Schrift und seiner Vergesslichkeit. Er stellte an sich und andere hohe Ansprüche, konnte sie aber selbst nicht verwirklichen, was ihn wütend und unsicher machte. Zu Hause malte er oft aggressive Bilder, mit denen er sich abreagierte und dessen Motive er Computerspielen entnahm.

Nachdem ein Verhaltenstraining wegen der Schwere der Symptomatik allein nicht ausreichte, wurde eine medikamentöse Behandlung erforderlich. Im Laufe der Behandlung besserte sich das Verhalten von Sebastian. Er ist jetzt mit sich zufrieden, hat viele Freunde, kann seine Wut besser steuern, vergisst nicht so viel und konnte seine Leistungen verbessern. Er besucht nun die 4. Klasse und hat gute bis sehr gute Noten, nur manchmal fehlt es ihm noch an Geduld, einen Aufsatz ausführlich und in sich logisch zu schreiben. Er möchte immer schnell fertig werden, denkt in »Sprüngen« und erwartet das auch von anderen. Mithilfe der Therapie wird es Sebastian möglich sein, sein Verhalten dauerhaft zu verändern, ein besseres Selbstwertgefühl zu entwickeln und seine soziale Kompetenz zu verbessern.

Unterstützende Maßnahmen einer multimodalen AD(H)S-Therapie bei Kindern am Beispiel von Sebastian:

- Die Erziehung der Eltern sollte verständnis- und liebevoll sein, mit Humor und konsequenter Gelassenheit sollten sie den Bedürfnissen des Jungen gerecht werden; Dazu sind umfassende Kenntnisse über die AD(H)S-Problematik erforderlich
- Die Eltern sollten Sebastian ein Vorbild sein und seine Hochbegabung berücksichtigen, d. h. bereit sein, sich seinen Fragen zu stellen und seine kritischen Bemerkungen ernst zu nehmen
- Er braucht einerseits feste Grenzen und einen vorgegebenen Tagesablauf und andererseits ausreichend Möglichkeiten zur kreativen und sportlichen Entwicklung
- Sebastian braucht verständnisvolle Lehrer sowie deren Anerkennung und die Anerkennung seiner Klassenkameraden, seiner Freunde und seiner Eltern
- Sebastian braucht Unterstützung durch einen Therapeuten, der ihn versteht, ihm die Ursachen seines Verhaltens erklärt und ihm zeigt, wie man lernen kann, anders zu reagieren und sich auf Kompromisse einzulassen
- Seine Mutter muss fähig und bereit sein, als »Hilfstherapeut« die Brücke zwischen Sebastian und seinem Therapeuten zu bilden und immer verfügbar sein; Sie sollte mit dem Therapeuten zusammenarbeiten und verhindern, dass es zum Reiferückstand in der Persönlichkeitsentwicklung kommt
- Sebastian braucht ein spezielles Lerntraining, um seine Defizite zu beseitigen: er muss üben, kurze Geschichten, die er vorher gelesen hat, nachzuerzählen, als ob er sie aufschreiben wollte, die wichtigsten Details müssen enthalten und die Satzfolge logisch sein, wobei er sich immer an ein vorher aufgeschriebenes »Gerüst« halten sollte. Damit seine Nacherzählungen logisch nachvollziehbar und nicht zu kurz werden

6.4 Die Fantasie als Ort der Erlebnisverarbeitung

- Der Junge braucht Stimulanzien, die es ihm ermöglichen, Gelerntes abzuspeichern, damit er es wieder abrufen und daraus Erfahrungen aufbauen kann; Lernbahnen, die bisher wenig beansprucht wurden, müssen gefestigt werden
- die Therapie sollte individuell, problembasiert und lösungsorientiert sein; ihre Dauer richtet sich nach der Schwere der Symptomatik und ist immer über mehrere Jahre erforderlich

Auch Sebastian, ein neunjähriger hochbegabter Junge, der stark unter seinem AD(H)S litt, konnte mit Hilfe der multimodalen AD(H)S-Therapie seine Leistungen und sein Sozialverhalten deutlich verbessern. Sein Intelligenztest verbesserte sich um einige Punkte, weil die Defizite im Handlungsteil therapeutisch ausgeglichen werden konnten. Sebastian konnte nach nur zweieinhalb Jahren seinen Handlungsteil von 108 auf 118 Punkte steigern. Nun brauchte er solche Bilder, wie er sie mir in die Praxis mitbrachte nicht mehr malen, um sich abzureagieren.

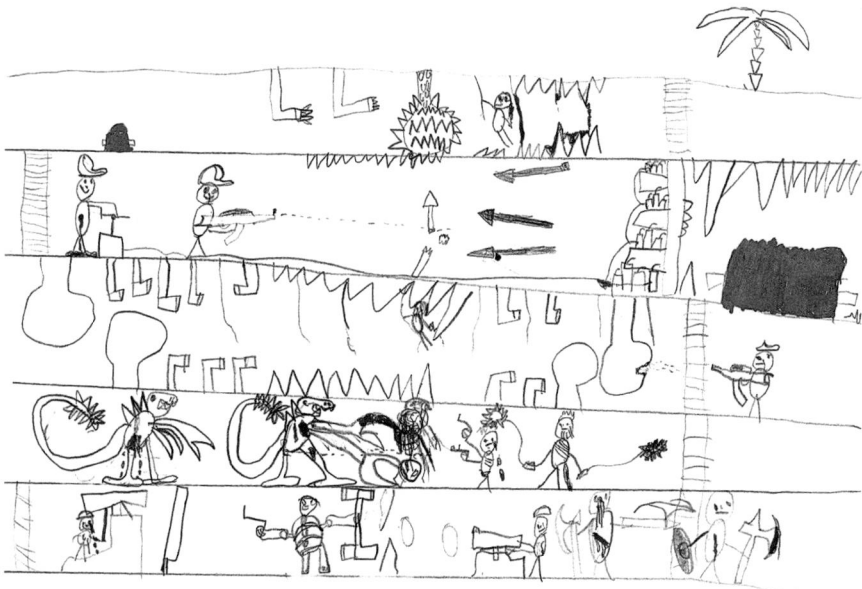

Abb. 39: Sebastian vernichtet seine Feinde unter dem Motto: »In meiner Fantasie bin ich der Stärkste«

6.5 AD(H)S bedingte Komorbiditäten

Sind Selbstwertgefühl und soziale Kompetenz nicht altersentsprechend entwickelt, verursacht das negativen Dauerstress. Dieser führt über einen längeren Zeitraum bestehend zu vielen stressbedingten Komorbiditäten. Hochbegabte mit AD(H)S sind dafür besonders gefährdet, weil sie einen hohen Selbstanspruch haben und mit viel Kraftanstrengung ihre Defizite lange verbergen wollen und diese auch lange kompensieren können. Das beeinträchtigt wiederum die Entwicklung eines guten Selbstwertgefühls und einer altersentsprechenden sozialen Kompetenz. Ein Kreislauf, der nur durch frühzeitiges Erkennen und einer entsprechenden Behandlung ihrer Defizite unterbrochen werden kann.

Nach den folgenden Begleit- und Folgeerscheinungen (Komorbiditäten) eines AD(H)S sollte deshalb immer gefahndet werden:

- Lese-Rechtschreib-Schwäche und Rechenschwäche
- emotionale Steuerungsschwäche
- Impulssteuerungsschwäche
- Zwänge
- Einnässen und Einkoten
- Tics und Tourette-Syndrom
- Psychosomatische Beschwerden
- Essstörungen
- Nikotin- und Alkoholmissbrauch
- Medien- und Drogenabhängigkeit
- Ängste
- Selbstwertkrisen
- Depressionen

Dazu können ▶ Tab. 3 und ▶ Tab. 4 hilfreich sein, sie lassen auch die Stärke der Ausprägung erkennen. Mir haben sie bei der Diagnostik sehr geholfen, um nichts zu übersehen.

An dieser Stelle möchte ich besonders auf Essstörungen aufmerksam machen, weil sie eine bisher zu wenig beachtete Komorbidität von Hochbegabten mit AD(H)S sind.

AD(H)S und Essstörungen, dieser Zusammenhang ist noch viel zu wenig bekannt und wird von vielen noch immer nicht akzeptiert. Es wird auf dem alten Konzept der Beziehungsstörungen in der Familie bestanden. Deshalb möchte ich hier an dieser Stelle die Sichtweise vieler AD(H)S-Spezialisten ausführlicher darstellen. Denn mit der primären Behandlung des AD(H)S können Essstörungen erfolgreicher behandelt und auch schwere Essstörungen vermieden werden.

6.5 AD(H)S bedingte Komorbiditäten

Tab. 3: Skala zum Erfassen von Komorbiditäten

	0	1	2	3
1. Aggressives und oppositionelles Verhalten				
2. Teilleistungsstörungen				
3. Motorische Probleme				
4. Ängste und Rückzug				
5. Antriebsarm, depressiv, äußert suizidale Gedanken				
6. Sozialer Außenseiter, isoliert				
7. Klagt häufig über körperliche Schmerzen				
8. Allergien				
9. Einnässen und Einkoten				
10. Zwangshandlungen				
11. Tic-Störung				
12. Impulsivität, schnelle und hochgradige Erregung				
13. Essstörungen				
14. Reiferückstand				

Bewertungskriterien: 0 = gar nicht; 1 = etwas; 2 = deutlich; 3 = sehr viel

Tab. 4: Skala für ängstlich-depressives Verhalten

	0	1	2	3
1. Probleme in der Alltagsbewältigung				
2. Schwierigkeiten sich zu entscheiden				
3. Klammern und Ängste				
4. Schlaf und Einschlafstörungen				
5. Keinen Appetit				
6. Pessimistisch depressive Gedanken				
7. Schlechtes Selbstwertgefühl				
8. Häufiges Weinen und Rückzug				
9. Meidet sozialen Kontakt				
10. Antriebsmangel				
11. Leicht erschöpft				
12. Interessenlosigkeit				

Bewertungskriterien: 0 = gar nicht; 1 = etwas; 2 = deutlich; 3 = sehr viel

Hochbegabte Jugendliche (mehr Mädchen als Jungen) leiden besonders unter fehlender Anerkennung und ihren gespürten Defiziten. Sie geben ihrem Äußeren dafür die Schuld und genießen, dass sie besser und schneller abnehmen können als ihre Alterskameraden. Wenn Stress (bei AD(H)S besteht eine große Stressempfindlichkeit) ihren »Hals zuschnürt« und sie keinen Appetit haben, können sie leicht auf Nahrung verzichten. Stress erhöht ihren Blutzuckerspiegel, sodass sie den Hunger nicht so spüren und viel erfolgreicher abnehmen können. Bei anderen Jugendlichen dagegen reagiert der Körper auf die Erhöhung des Blutzuckerspiegels mit einer starken Insulinausschüttung, sodass der Blutzuckerspiegel steil abfällt und ein starkes Hungergefühl auslöst. Darauf reagieren die Betroffenen mit kalorienreichem Essen. Um nicht zuzunehmen, beginnen einige zu erbrechen. Ansonsten kann dieser stressbedingte Heißhunger mit ständigem Essen bald zur Esssucht mit Übergewicht führen. Denn Gedanken und Handlungen, die ständig wiederholt werden, können sich nach einiger Zeit automatisieren und zwanghaft werden. Das Erfüllen der Zwänge regt das Belohnungszentrum an, Glückshormone werden kurzfristig ausgeschüttet und lösen ein angenehmes Gefühl aus. So kann sich auch zwanghaftes Verhalten automatisieren und im ersten Beispiel zur Magersucht, im zweiten Beispiel zur Bulimie (Brechsucht) und möglicherweise auch zur Esssucht führen. Das zwanghafte Denken hilft ihnen, ihre vielen Gedanken auf ein Ziel auszurichten, nämlich abzunehmen, was sie auch erreichen. Das beruhigt innerlich und baut Selbstvertrauen auf.

Gerade Kinder und Jugendliche mit AD(H)S und Hochbegabung entwickeln unter ganz bestimmten Bedingungen und in einer für sie belastenden Entwicklungsphase eine Essstörung, anfangs um damit Anerkennung zu erreichen und ihr Selbstwertgefühl zu verbessern.

Die Behandlung der Magersucht ist bisher wenig erfolgreich, weil diese Jugendlichen ihr zwanghaftes Abnehmen zur Selbstbestätigung brauchen und es so ein wichtiger Teil ihrer Persönlichkeit ist. Das Denken der Betroffenen ist zwanghaft auf Kalorienzählen und der Angst vor dem Dicksein ausgerichtet. Trotz hochgradiger Magersucht ist ihre Wahrnehmung oft so verzerrt, dass sie mit ihrer Figur unzufrieden sind und auf keinen Fall zunehmen wollen und es auch gar nicht können. Die Jugendlichen haben den Genuss am Essen verloren und würden am liebsten ganz ohne Nahrung auskommen. Sie brauchen das erfolgreiche Abnehmen, um sich Stärke zu beweisen und damit ihr Selbstwertgefühl zu verbessern. Um diesen Jugendlichen erfolgreich helfen zu können, muss unbedingt nach den Ursachen einer Essstörung gesucht werden: »Warum gerade sie so ein schlechtes Selbstwertgefühl haben.« Es reicht nicht, nur die Symptome ihrer Essstörung zu behandeln, sondern deren Ursache.

> Eine Essstörung bei AD(H)S ist Ausdruck eines Zwiespaltes zwischen unbedingter Sehnsucht nach Anerkennung einerseits und der Unzufriedenheit mit sich selbst bis hin zur zwanghaften unbewussten und ungewollten Selbstzerstörung als Folge veränderter Wahrnehmung andererseits. Sie dient der Stabilisierung der Persönlichkeit, deshalb wollen und können sich die Betroffenen nur schwer wieder von ihrer Essstörung trennen.

Eine Essstörung bei AD(H)S ist also die Folge einer länger bestehenden psychischen Beeinträchtigung. Da die Pubertät für AD(H)S-Betroffene oft zu einer zusätzlichen Belastung infolge ihres sozialen Reiferückstandes wird, ist es kein Zufall, dass gerade Essstörungen gehäuft in dieser Lebensperiode auftreten.

6.6 Die Pubertätskrise

Trotz hoher bis sehr hoher Intelligenz bleiben manche Kinder und Jugendliche mit AD(H)S in ihrer Persönlichkeitsentwicklung zurück. Dieser Reiferückstand zeigt sich anhand vielfältiger Symptome.

Anzeichen eines Reiferückstands in der Persönlichkeitsentwicklung:

- die Betroffenen haben keine realisierbare Lebensperspektive
- die Fähigkeit zum zeitlich überschaubaren Denken ist nur unzureichend entwickelt
- sie haben Schwierigkeiten, ihre Gefühle rationell zu verarbeiten
- sie sind unsicher bei der selbständigen Urteilsfindung und unschlüssig, wenn Entscheidungen getroffen werden müssen
- sie zeigen kein Pflichtgefühl
- sie können sich schlecht von anderen abgrenzen und berechtigte Kritik äußern
- sie zeigen kein Streben nach Selbständigkeit und Unabhängigkeit

Ein Reiferückstand in der Persönlichkeitsentwicklung und in der sozialen Kompetenz wiegt für die weitere Lebensgestaltung weit schwerer als schulische Leistungsdefizite, die über den zweiten Bildungsweg nachgeholt werden können. Bekommen die Betroffenen keine entsprechende Hilfe, können schwere psychische Beeinträchtigungen wie Ängste, Selbstwertkrisen, Panikattacken, autoaggressive Handlungen, Ess- und Zwangsstörungen oder Suchterkrankungen die Folge sein. Da Hochbegabte wegen ihrer guten Wahrnehmungs-, Reflexions- und Kritikfähigkeit besonders unter Defiziten leiden, sollte gerade bei ihnen auf eine altersgerechte Persönlichkeitsentwicklung geachtet werden. Eine Hauptursache für eine verzögerte Persönlichkeitsentwicklung kann auch hier ein AD(H)S sein.

Bei jeder Entwicklungsverzögerung, die mit Verhaltensauffälligkeiten einhergeht, sollte nach einem Reiferückstand in der Persönlichkeitsentwicklung gesucht werden.

Denn die Pubertät ist eine besondere Herausforderung auch für Hochbegabte mit AD(H)S. In der Pubertät organisiert sich das Gehirn neu, wenig benutzte Nervenbahnen werden aufgelöst, viel benutzte Bahnen verstärkt, damit sich Denken und Handeln besser automatisieren können. Beim ausgeprägten AD(H)S dagegen erfolgt durch Reizüberflutung und Botenstoffmangel die Ausbildung fester Lernbahnen zeitlich verzögert. Die Betroffenen können deshalb schlechter als ihre Alterskameraden auf eingeübte und automatisch ablaufende Denkprozesse zurückgreifen. Ihr Denken und Handeln sind dadurch anstrengender, unangepasster und weniger erfolgreich. Auch ihr oft ungewollt spontanes oder zu langsames Reagieren verunsichert sie, weshalb sie mit der Zeit beginnen, an ihren Fähigkeiten zu zweifeln. So spüren sie besonders in der Pubertät, dass sie über ihre vorhandenen Kenntnisse und über erwünschte und eingeübte Verhaltensweisen nicht schnell genug, sicher und korrekt verfügen können. Hochbegabte Kinder und Jugendliche spüren diese Defizite besonders aufgrund ihrer guten Wahrnehmungs-, Reflexions- und Kritikfähigkeit. Werden in dieser Phase die psychischen und sozialen Belastungen zu groß, kann sich eine Pubertätskrise entwickeln mit innerer Verunsicherung, Selbstwertproblematik und aggressiven Reaktionen gegen sich oder andere. Beim AD(H)S besteht außerdem noch infolge der Unterfunktion einzelner Stirnhirnbereiche eine manchmal nicht ausreichende Kontrolle über verbale Äußerungen und Handlungen. Belastend für den Alltag ist auch die AD(H)S bedingte Intoleranz gegenüber Stress, d. h. Stress wird nur verzögert abgebaut, das Erreichen eines psychischen Gleichgewichtes nach einer Stressreaktion ist verlangsamt. Somit kann jeder anhaltende negative Dauerstress zur dauerhaften psychischen Belastung mit all seinen möglichen Folgen werden. Eine dieser Folgen können autoaggressive Handlungen sein, mit denen die Betroffenen in ihrer Hilflosigkeit ihren zu großen Stress abreagieren.

6.7 Die Psychodynamik autoaggressiver Handlungen

Autoaggressive Handlungen sind meist Folge einer Hilflosigkeit gegenüber einer zu starken Stressreaktion, denn sie helfen auch unerträglichen Frust schnell abzureagieren. Da sie ein Gefühl der Entspannung auslösen, können sie sich bei ständiger Wiederholung automatisieren und zwanghaft werden, denn unter Stress empfindet der Körper weniger Schmerzen.

Folgendes Schema zeigt den Zusammenhang von Hochbegabung, schlechtem Selbstwertgefühl und autoaggressiven Handlungen (z. B. Ritzen, besonders bei Jugendlichen, gegen die Wand schlagen, besonders bei Kindern):

Gefühl des Mangels an Anerkennung
+
Innere Verunsicherung und Enttäuschungen
+
Hilflosigkeit bei geringem Selbstwertgefühl
⬇

> Massiver negativer Stress und Frust
> ↓
> Frustabbau durch autoaggressive Handlungen

Auch AD(H)S bedingte Autoaggressionen können mit einer multimodalen AD(H)S-Therapie gut behandelt werden, weil diese das Selbstwertgefühl, den Frust- und Stressabbau deutlich verbessert.

7 Die Notwendigkeit einer Behandlung von Kindern und Jugendlichen mit sehr hoher Begabung und ausgeprägtem AD(H)S

7.1 Das multimodale Behandlungsschema

Wie die Beispiele aus der Praxis zeigen, können hochbegabte Kinder und Jugendliche mit AD(H)S unter großen Problemen leiden, die sie in ihrer Entwicklung einschränken, besonders wenn sie nicht rechtzeitig gezielt und erfolgreich behandelt werden.

Welche Bedeutung hat diese Behandlung und warum ist sie unbedingt erforderlich?

- um ihnen eine ihren Fähigkeiten und ihrer Intelligenz entsprechende Entwicklung zu ermöglichen
- um Defizite zu beseitigen, die trotz vorhandenen Voraussetzungen einen ihrer Intelligenz entsprechenden Lernerfolg verhindern
- damit ihre Anstrengungen nicht immer erfolglos sind, sie sich mehr zutrauen und sich nicht mehr als Versager und Außenseiter fühlen
- um ihre soziale Kompetenz altersentsprechend entwickelt zu können
- um mit sich zufrieden und im seelischen Gleichgewicht zu sein, damit sie ein gutes Selbstwertgefühl entwickeln können
- um Spätschäden als Folge von negativem Dauerstress zu vermeiden
- damit sie nicht als Selbstmedikation zu Drogen greifen und abhängig werden

Wichtige Bestandteile einer multimodalen Behandlung sind:

1. Die Eltern als Coach
2. Ein angemessenes soziales Umfeld schaffen
3. Individuelle lern- und verhaltenstherapeutische Strategien erarbeiten und praktizieren
4. Die kognitive Verhaltenstherapie
5. Die Behandlung mit Stimulanzien

7.2 Die kognitive Verhaltenstherapie

Die kognitive Verhaltenstherapie hat sich bei der Behandlung von AD(H)S bedingten Problemen am besten bewährt. Mit ihrem vielschichtigen und dynamischen Vorgehen gibt sie den Betroffenen Anleitung, wie aus unerwünschten Verhaltensweisen sozial angepasste werden können. Dazu werden mit den Betroffenen gemeinsam problemorientierte lern- und verhaltenstherapeutische Strategien erarbeitet, um die selbst gestellten Ziele in kleinen Schritten zu erreichen. Es wird ein Selbstmanagement vermittelt, eingeübt und praktiziert. Das alles setzt die Bereitschaft der Betroffenen und deren Eltern zur Mitarbeit voraus. Für ein erfolgreiches Selbstmanagement ist es wichtig, zu lernen, seine eigenen Interessen zu formulieren und sie sozial angepasst auch durchzusetzen. Bewährt hat sich dabei das Führen eines Verhaltenstagebuches mit täglichen Vorsätzen und abendlichen Reflexionen über deren Erfolge.

Weitere individuelle Schwerpunkte der Verhaltenstherapie können zum Beispiel sein:

- Verbesserung der Alltagsbewältigung in der Schule und zu Hause
- Die Selbst- und Fremdwahrnehmung kritisch zu hinterfragen
- Konflikte vermeiden oder erfolgreich lösen und sein Selbstwertgefühl stärken
- Lernerfolge erreichen, Anerkennung erhalten, Lob genießen und sein Leistungspotenzial ausschöpfen
- Handlungsentwürfe zur Problemlösung erarbeiten
- Die Selbstkontrolle und Selbstbeherrschung verbessern

Ein weiteres Beispiel für verhaltenstherapeutische Ansätze:

1. Einführung eines Tages- und Wochenplanes
   Feste Strukturierung des Tages
   Was will ich heute alles erreichen?
2. Positives verstärken im Verhaltens- und Leistungsbereich
   mit täglicher Bewertung
   Soziales Kompetenztraining mit Trainieren von Fertigkeiten, Kontaktaufnahme und Interaktionen
   Bessere Wahrnehmung der Umwelt
3. Selbstwertproblematik
4. Erfolge und Anerkennung beachten
   Lob genießen und sich selbst loben
   Ein positives Selbstbild aufbauen
   Kritik annehmen können

Mein AD(H)S-Behandlungskonzept aus der Praxis:

- Zuerst mit dem Kind oder Jugendlichen allein über seine Probleme sprechen
- Empathische Annahme des Kindes, so wie es ist
- Hilfe für Problemlösungen anbieten
- Dann mit den Eltern allein sprechen und nach Lösungswegen suchen
- Danach ein gemeinsames Gespräch über die zu behandelnde Problematik, dabei möglichst jede Abwertung des Kindes oder Jugendlichen vermeiden
- Gründliche Diagnostik ohne Beisein der Eltern
- Aufklärung der Eltern und Entlastung von Schuldgefühlen
- Aufzeigen des Unterschiedes von Nichtwollen und Nichtkönnen
- Gewinnen der Eltern als Co-Therapeuten
- Akzeptieren des Andersseins
- Strukturierung und Konsequenz in der Erziehung einfordern
- Erarbeitung von Therapiezielen, erst mit den Patienten, dann gemeinsame Absprache mit den Eltern
- Anleitung zum Verhaltens- und Konzentrationstraining, problemorientiert und persönlichkeitszentriert mit Rückmeldung und Kontrolle bei Wiedervorstellung

Verhaltenstherapeutische Schwerpunkte für Jugendliche – einige Beispiele

- Strukturierung des Ichs: Selbst- und Fremdwahrnehmung verbessern
- Auseinandersetzung mit dem sozialen Umfeld und selbstkritische Reflexion des eigenen Verhaltens
- Soziale Interaktionen üben mit Ein- und Unterordnung
- Eigene Interessen sozial angepasst durchsetzen können
- Die Körpersprache der anderen beachten
- Konflikte vermeiden
- Handlungsentwürfe erarbeiten und Verstärkerpläne zur Lösung von Aufgaben erstellen
- Problemlösefertigkeiten einüben
- Erreichen eines Kontrollbewusstseins und rationelles Lösen von Konflikten
- Stress vermeiden

7.3 Die medikamentöse Therapie

Sie wird noch immer viel zu spät bei Kindern und Jugendlichen, die eine ausgeprägte AD(H)S-Symptomatik mit großem Leidensdruck haben, eingesetzt. Wenn die Diagnose stimmt und die Behandlung mehrgleisig durchgeführt wird, gibt es wissenschaftlich bewiesen keine alternativen Methoden mit ähnlich guten Erfolgen.
Die Stimulanzien (Methylphenidat, Amphetamine) aktivieren das Stirnhirn, sodass alle eintreffenden Wahrnehmungsreize besser gefiltert werden und eine Reiz-

überflutung vermieden wird. Sie erhöhen in den Nervenspalten den Anteil der Botenstoffe und gleichen so deren bestehenden Mangel aus, indem sie ihre Wiederaufnahme aus den Nervenspalten (Synapsen) blockieren. Die Wirkung der Stimulanzien ist zeitlich begrenzt, da sie keinen Wirkspiegel über mehrere Tage aufbauen. Dosis und Dauer der Wirkung unterliegen individuellen Schwankungen und sind auch von der Therapiemotivation abhängig. Deshalb macht ihre Verordnung eine Einbindung in ein individuelles Therapieprogramm erforderlich, dass das soziale Umfeld, Lern- und Verhaltensstrategien, Sport, Bewegung und Entspannung mit einschließt. Das Verordnen von Medikamenten allein kann im Moment wohl hilfreich sein, es schöpft aber auf Dauer nicht das ganze Potenzial einer erfolgreichen Behandlung aus. Die Stimulanzientherapie steigert die Gehirntätigkeit, sodass mehr Blutzucker verbraucht wird. Deshalb wird die Gabe von Methylphenidat nach den Mahlzeiten empfohlen.

Lisdexamfetamin (LDX) ist z. B. ein Amphetamin und hat eine Wirkdauer von 13 Stunden, es ist ein Retardpräparat und verbessert die Kernsymptome des AD(H)S. Es ist für Kinder ab sechs Jahre und Jugendlichen zugelassen, wenn Methylphenidat unzureichend wirkt oder Gegenindikationen bestehen. Insgesamt gleichen alle Stimulanzien die AD(H)S bedingte Unterfunktion einzelner Hirnbereiche und den Mangel an Transportstoffen für die Weiterleitung von Informationen im Gehirn aus. Dadurch werden die Betroffenen innerlich ruhiger, deutlich konzentrierter und für eine längere Zeit aufmerksamer. Die Gabe dieser Medikamente setzt einen Leidensdruck der Betroffenen voraus sowie deren bisher erfolgloses Bemühen zur Verbesserung ihrer typischen AD(H)S bedingten Problematik, was ihnen trotz bisheriger intensiver Anstrengungen nicht gelang. Mithilfe der Stimulanzien können sich die neuronalen Lernbahnen durch Üben besser entwickeln, d. h. Lernen und gewünschtes Verhalten können sich automatisieren und damit schneller verfügbar sein. Die Stimulanzien sollten ganztägig, auch an den Wochenenden und in den Ferien gegeben werden, damit die neugebildeten Lernbahnen erhalten bleiben.

Neben den Stimulanzien ist noch Atomoxitin (Strattera) ein Noradrenalin-Wiederaufnahme-Hemmer für die AD(H)S -Behandlung zugelassen. Es hat sich bei Kindern, Jugendlichen und Erwachsenen mit AD(H)S und depressiven Tendenzen, ausgeprägter Impulssteuerungsschwäche und bei Kontraindikationen gegenüber einer Stimulanzientherapie in der Praxis gut bewährt. Es fällt nicht unter das Betäubungsmittelgesetz, baut einen längeren Wirkspiegel auf und hat keinen Einfluss auf den Appetit.

Eine Therapie mit Stimulanzien sollte keinem AD(H)S-Betroffenen mit ausgeprägter Symptomatik vorenthalten werden. Ohne diese Therapie verstreichen wichtige Entwicklungsphasen ungenutzt, die später nur schwer wieder nachzuholen sind und es kann zu den obengenannten Spätfolgen kommen.

Wie verändert eine multimodale Therapie bei AD(H)S- Behandlung den IQ-Wert und reicht sie schon aus? Ein Beispiel aus der Praxis: ▶ Abb. 40 zeigt die IQ-Werte vor und nach der AD(H)S-Behandlung.

Diese IQ-Werte eines elfjährigen Jungen mit ausgeprägter AD(H)S-Symptomatik zeigen vor und nach 18 Monaten multimodaler AD(H)S-Therapie noch immer deutliche Differenzen zwischen dem Verbal- und Handlungsteil. Unter dieser Differenz leiden die Betroffenen, deshalb muss die multimodale Therapie hier noch

7 Die Notwendigkeit einer Behandlung bei Hochbegabung und AD(H)S

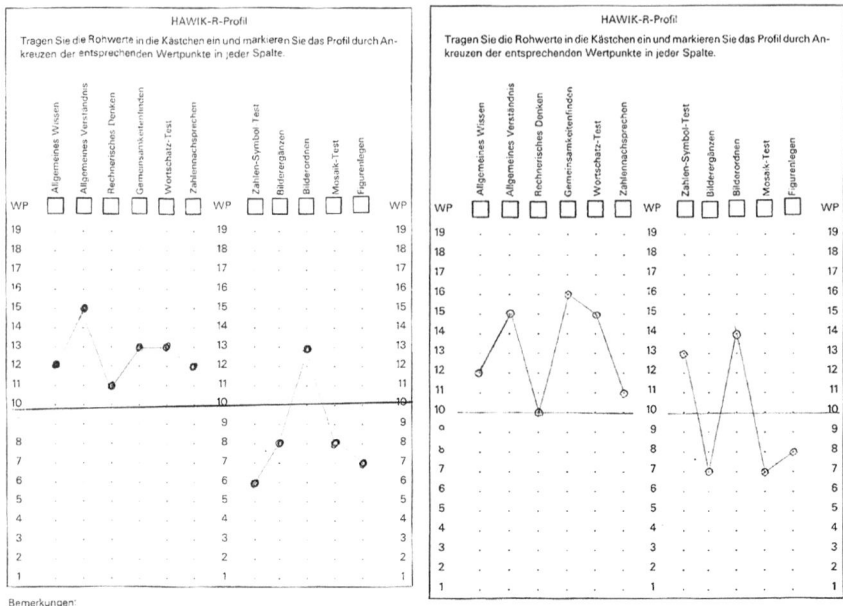

Abb. 40: IQ-Werte vor der Behandlung (links): Verbalteil-IQ = 133, Handlungsteil-IQ = 89, Gesamt-IQ = 114. IQ-Werte nach 18 Monaten multimodaler Behandlung (rechts): Verbalteil-IQ = 137, Handlungsteil-IQ = 99, Gesamt-IQ = 121.

weitergeführt und optimiert werden. Angestrebt wird eine mögliche Angleichung der Werte vom Handlungsteil an die hohen Werte des Verbalteiles.

> Positive Resultate einer Stimulanzienbehandlung
>
> - innere und äußere Unruhe lassen nach
> - Feinmotorik und Koordination verbessern sich
> - die Wahrnehmung ist deutlicher und genauer
> - Gedanken können ausgerichtet werden
> - Gedächtnis und Merkfähigkeit werden verlässlich besser
> - Wissen, gemachte Erfahrungen und situationsgerechtes Handeln sind schneller abrufbar und ermöglichen ein adäquates Reagieren
> - Gelerntes bleibt länger verfügbar
> - die Steuerung von Gefühlen wird möglich
> - aufgrund der veränderten Wahrnehmung ist ein angemessenes Sozialverhalten möglich
> - Selbstwertgefühl und soziale Kompetenz können sich positiv entwickeln

Noch wichtiger als die kurzfristigen Veränderungen im Verhalten sind die Langzeitwirkungen einer rechtzeitigen, ausreichenden und gut geführten Stimulanzientherapie im Rahmen eines multimodalen Therapieprogramms. Begleit- und

Folgeerkrankungen, wie Fehlentwicklungen, psychische Erkrankungen und Drogenabhängigkeit können dadurch verhindert werden.

Wenn keine Behandlung durchgeführt wird, können folgende reaktive Fehlentwicklungen bei Kindern und Jugendlichen auftreten:

- Psychoreaktive Schmerzzustände (Kopfschmerzen, Bauchschmerzen)
- Ängste (Schulangst, Versagensangst, Dunkelangst, Trennungsangst)
- Sprachstörungen (Stammeln oder Stottern)
- Schlafstörungen (Schlafwandeln, Einschlafstörungen, Alpträume)
- Einnässen (tagsüber oder nachts)
- Magen-Darmbeschwerden (rezidivierende Durchfälle)
- Erbrechen
- Essstörungen
- Tics und zwanghaftes Verhalten

Werden die reaktiven Fehlentwicklungen nicht beseitigt, AD(H)S nicht gezielt und frühzeitig genug behandelt, können sich daraus später im Jugend- und Erwachsenenalter psychische Störungen mit den obengenannten Komorbiditäten entwickeln.

7.4 Die Erziehung ein wichtiger Teil der Therapie

Sehr viele Hochbegabte wachsen als Einzelkinder auf und werden regelrecht vergöttert. Begeistert von der Kreativität und Klugheit ihres Kindes verwöhnen die Eltern und insbesondere die Großeltern den Nachwuchs von klein auf. Das Kind bekommt alles, was es sich wünscht und muss nicht lernen, sich anzustrengen, um etwas zu erreichen. Der gesamte Tagesablauf richtet sich nach ihm, es bekommt keine Grenzen gesetzt, hat keine Pflichten zu erfüllen und versäumt so wichtige Entwicklungsphasen. Dank seiner Begabung lernt das Kind schnell, Erwachsene zu manipulieren. Wenn der Erziehungsstil von Vater und Mutter oder von Eltern und Großeltern auch noch gegensätzlich ist, werden sie gegeneinander ausgespielt, weil das Kind immer Unterstützung für seine Vorhaben findet. Es kann tun und lassen, was es will.

Eine solche Erziehung legt keine guten Grundlagen für die schulische Entwicklung: Wenn das Kind wenig anstrengungsbereit ist, nur nach dem Lustprinzip handelt, keine Pflichten zu erledigen hat, keine besonderen Interessen entwickelt, sondern die meiste Zeit vor dem Fernsehgerät sitzt oder mit dem »iPad spielt«, wird der Schulbesuch zur Katastrophe.

Erziehung ist nicht alles, aber ohne Erziehung ist alles nichts.

> Laut Definition im Wörterbuch der Psychiatrie und medizinischen Psychologie ist Erziehung »die Entwicklung der im Individuum vorgegebenen intellektuellen und geistigen Anlagen durch planmäßige Anleitung, Übung und Unterricht. Im weiteren Sinne auch als Selbsterziehung durch planmäßige Einwirkung auf die eigene Person, um insbesondere eine Beherrschung der Triebe und Affekte zu erreichen«.

Viele Eltern stellen sich die Frage, wie sie ihr Kind richtig erziehen sollen. Dabei spielt die Erinnerung der Eltern an ihre eigene Erziehung eine prägende Rolle: Eltern, die streng erzogen wurden, entschließen sich nicht selten, ihre Kinder ganz anders zu erziehen und von Anfang an einen kumpelhaften, wenig eingrenzenden Erziehungsstil zu praktizieren. Dieser antiautoritäre Stil führt häufig zu Problemen, da dem Kind keine Grenzen gesetzt und keine sozialen Normen vermittelt werden und es den bestimmenden Part übernimmt. Die bereits erwähnte, für die Entwicklung des Kindes wichtige Vorbildfunktion der Eltern geht hierbei verloren.

Idealerweise sollte der Erziehungsstil weder verwöhnend noch autoritär, sondern autoritativ sein.

> Autoritativ erziehende Eltern vermitteln ihren Kindern sowohl liebevolle Geborgenheit und Verständnis als auch Orientierung, indem sie Grenzen setzen und die Einhaltung von Regeln einfordern und vorleben. Die Eltern stellen große Anforderungen an ihre Kinder, d. h. sie fördern und fordern sie. In der Familie werden gemeinsam Regeln aufgestellt, diese klar definiert und deren Einhaltung konsequent gefordert. Dabei akzeptieren die Eltern ihre Kinder aber auch als ernstzunehmende Gesprächspartner und wirken lenkend mittels gemeinsamer Absprache auf ihr Kind oder Jugendlichen ein. Sie fördern und fordern die Kinder und helfen ihnen, selbständig zu werden, in dem sie von Anfang an den Kindern alterssentsprechende Pflichten übertragen und deren Einhaltung kontrollieren. Die Eltern beharren auf ihre Forderungen, wenn erforderlich auch gegen den Willen ihrer Kinder oder Jugendlichen. Bei Konfrontationen werden gemeinsam Lösungswege erarbeitet. Das verbessert die Selbstsicherheit, Kommunikationsfähigkeit und soziale Kompetenz. Dieser Erziehungsstil vermittelt so ein hohes Maß an sozialen und intellektuellen Fähigkeiten, an Anforderungen, Eigenkontrolle und Unterstützung. So werden am besten die eigenen Fähigkeiten und das Erlernen von verantwortungsvollen Bewältigungsstrategien zur Problemlösung gefördert. Dieser Erziehungsstil setzt die Vorbildwirkung beider Elternteile voraus. Dabei ist unbedingt darauf zu achten, dass beide Elternteile und auch die an der Erziehung manchmal beteiligten Großeltern eine gemeinsame Linie vertreten, um die Kinder nicht zu verunsichern.

Die Erfahrung zeigt, dass verwöhnende, kumpelhafte Eltern im Vergleich zu autoritativ erziehenden Eltern weniger respektiert und später sogar als unzuverlässig angesehen werden.

7.4 Die Erziehung ein wichtiger Teil der Therapie

Hochbegabte Kinder stellen von Anfang an große Anforderungen an Autorität und vorbildliches Verhalten ihrer Eltern. Sie haben einen großen Wissensbedarf und strapazieren manchmal die Nerven ihrer Eltern, indem sie alles hinterfragen und genau erklärt haben wollen. Man sollte die Kinder jedoch nicht in ihrem Wissensdrang bremsen und sie nicht abweisen (»Dazu bist du noch zu klein, das verstehst du noch nicht«), sondern versuchen, ihnen alles, was sie interessiert, kindgerecht zu erklären.

Ein Zuviel an Informationen kann es kaum geben. Ich habe noch kein Vorschulkind erlebt, dass durch zu viel Wissen überfordert gewesen wäre, wohl aber durch zu viel Spielzeug in seinem Zimmer.

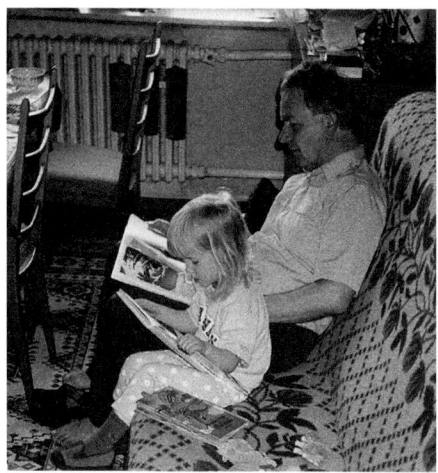

Abb. 41: Lernen am Vorbild der Eltern

Wenn Eltern und Lehrer den Lernprozess der Kinder nicht den Fähigkeiten entsprechend steuern und kontrollieren und ihnen in der Arbeitshaltung kein Vorbild sind, erreichen auch Hochbegabte bestenfalls einen durchschnittlichen Realschulabschluss.

Die Arbeitseinstellung und die tägliche Arbeitsintensität der Eltern prägen die Einstellung des Kindes zum Lernen und zu seinen täglichen Pflichten. Arbeitet ein Kind vorwiegend nach dem Lustprinzip, haben es die Eltern wahrscheinlich so vorgelebt. Doch eigentlich sollten Kinder von ihren Eltern erfahren, dass Arbeit Erfolg und Anerkennung bringt und etwas ist, worauf man stolz sein kann. Leider hat sowohl körperliche als auch geistige Arbeit in unserer heutigen Gesellschaft an Bedeutung verloren. Immer mehr Menschen streben nach Reichtum, ohne zu arbeiten. Wenn Arbeit sein muss, dann nur, wenn sie Spaß macht und möglichst viel Geld einbringt. Manche Familien erben ein so großes Vermögen, dass der Nachwuchs schon frühzeitig zu hören bekommt: »Du brauchst einmal nicht so hart arbeiten, für deinen Lebensunterhalt ist gesorgt.«

Diese Überzeugung entwickelte sich auch bei Tamara:

Tamara ist ein hochbegabtes Mädchen mit einem IQ von 138. Sie besucht die 6. Klasse des Gymnasiums, ist aber versetzungsgefährdet. Ihre Eltern – die Mutter ist Rechtsanwältin, der Vater Unternehmensberater – erlebt sie zu Hause nur erschöpft, entweder vor dem Fernseher sitzend oder am Computer. Gemeinsame Unternehmungen am Wochenende und an Feiertagen gibt es nicht, selbst gemeinsame Mahlzeiten sind eine Seltenheit.

Für die Eltern ist die Arbeit mehr Last als Freude, sie klagen stets über ihre beruflichen Schwierigkeiten, haben psychosomatische Beschwerden und sind deshalb oft genervt. Die Hausarbeit erledigt eine Putzhilfe, sodass Tamara zu Hause keine weiteren Pflichten hat. So ist es nicht verwunderlich, dass sie wenig anstrengungsbereit ist und für die Schule nur unter Druck das Allernötigste macht. Trotzdem will sie unbedingt auf dem Gymnasium bleiben und auch das Abitur machen. Zu Hause bekommt sie, ohne sich anzustrengen und ohne eigene Pflichten alles, was sie möchte.

Obwohl das Mädchen von seiner Hochbegabung weiß, will es nichts damit anfangen. Tamaras Kommentar lautet stets: »Na und, ich bin eben faul.«. Bei oberflächlichem Kontakt ist kaum zu glauben, dass Tamara hochbegabt ist, aber ein intensives Gespräch zeigte, dass sie eine sehr gute Reflexions-, Kritik- und Wahrnehmungsfähigkeit sowie ein gutes Allgemeinwissen besitzt, da sie viel liest. Im Intelligenztest bestätigt sich dann auch ihre Hochbegabung, ein AD(H)S konnte ausgeschlossen werden.

Kinder wie Tamara gibt es leider häufig. Diese Fälle zeigen, dass man bei Schulversagen Hochbegabter die Ursache nicht nur in der Schule suchen sollte, sondern vor allem die Erziehung und die familiäre Situation berücksichtigen muss.

Nicht nur Kinder und Jugendliche mit AD(H)S brauchen die Eltern als Coach und als Vorbild. Dabei empfiehlt sich innerhalb der Familie folgendes Management zur Verhaltensänderung, als ein wichtiger Bestandteil der multimodalen Therapie:

- Sich intensiv für die Behandlung des AD(H)S motivieren und von deren Notwendigkeit und Richtigkeit überzeugt sein
- Ein Arbeitsbündnis schließen mit immer wieder neuen Zielen
- Die Unterstützung der Familie bei gezielten Problemlösungen
- Grenzen vereinbaren, aber eine gewisse Toleranz zulassen gegenüber Teilen der Symptomatik
- Bewegungsfreiheit und sportliche Aktivitäten anbieten
- Möglichkeiten zum Aggressionsabbau schaffen
- Gemeinsame Aufarbeitung bisheriger Bewältigungsversuche
- Adäquater Umgang mit den AD(H)S-Symptomen, gezielte Kontrollmechanismen erarbeiten
- Selbständigkeit und Selbstkritik fördern
- Durch Lob und Anerkennung das Selbstwertgefühl stärken

Bei aggressiven und impulsiven Verhalten nach vorheriger Vereinbarung immer das Zimmer sofort verlassen, seine Wut an einem Boxsack oder einem Kissen abreagieren, an die frische Luft gehen und erst den Raum wieder betreten, wenn man sich beruhigt hat. Es empfiehlt sich dann nicht gleich über den »Vorfall« zu sprechen, sondern erst zeitversetzt nach Beruhigung aller über dessen Ursache reflektieren, dabei Vorwürfe vermeiden, gemeinsamen nach einer Lösung suchen und diese möglichst schriftlich formulieren. Mit beiderseitiger Unterschrift einen »Verhaltens-Vertag« abschließen mit dem Ziel: Den Umgang mit der AD(H)S bedingten Impulsivität und der großer Stressempfindlichkeit zu üben. Ruhe bewahren, Verständnis zeigen und liebevolle körperliche Zuwendung, das sind wichtige Teile jeder familiären AD(H)S-Strategie mit dem Ziel einer positiven Verhaltensänderung.

7.5 Psychischer Stress und seine Folgen

Schwere psychische Belastungen in der Kindheit hinterlassen Narben, die irreversible Folgen haben können. Um einer psychischen Erkrankung im Erwachsenenalter vorzubeugen, müssen psychische Auffälligkeiten im Kindesalter so früh wie möglich erkannt und deren Ursache beseitigt werden. AD(H)S geht mit einer hohen Empfindlichkeit und einer niedrigen Toleranz gegenüber Stress einher. AD(H)S-Betroffenen können Stress nur langsam und zeitlich verzögert abbauen, deshalb leiden sie oft seit der frühen Kindheit unter Stress. Den spüren besonders Hochbegabte wegen ihrer guten Fähigkeit zur inneren Reflexion. Negativer Dauerstress kann über eine zunächst psychische Beeinträchtigung zur psychischen Erkrankung führen.

Denn psychische Störungen, insbesondere Ängste und aggressives Verhalten, die durch frühe Stressfaktoren in der Kindheit hervorgerufen wurden, nehmen in allen Altersgruppen immer stärker zu. Für viele Personen sind Kindheit und Jugend zu einer Lebensphase geworden, die von Unsicherheit, Reizüberflutung, einem Mangel an Grenzen und gesellschaftlich anerkannten Normen sowie einer Zunahme von aggressiven Verhaltensweisen geprägt ist. Diese Faktoren führen zu einer starken psychischen und sozialen Belastung, die die Entwicklung auch von Hochbegabten mit AD(H)S über einen längeren Zeitraum beeinträchtigen kann.

Nach welchen Stressfaktoren sollte gesucht werden?

7.5.1 Stress in der Schule

Viele Hochbegabte mit AD(H)S leiden in der Schulzeit unter Stress, weil:

- sie den Unterricht als langweilig und monoton empfinden; Sie wünsche sich einen lebendigen Unterricht mit viel Anschauungsmaterial wie Folien, Graphiken oder Videofilmen.
- sich der Lehrer nicht bemüht, Ruhe in die Klasse zu bringen und es daher schwierig ist, dem Unterricht zu folgen
- sie manchen Unterricht als konzeptlos wahrnehmen
- die gesamte Klasse für das schlechte Verhalten einiger Schüler bestraft wird

- sie sich vom Lehrer nicht richtig verstanden fühlen
- sie in der Klasse eine Außenseiterposition einnehmen
- sie von den Mitschülern ausgegrenzt und ausgenutzt werden
- sie als Streber bezeichnet werden, wenn sie zur Ruhe mahnen
- sie sich nicht für die Gespräche der anderen interessieren
- sie von den Klassenkameraden ständig bewusst provoziert werden
- sie die Hausaufgaben oft unabsichtlich vergessen
- ihnen das Aufpassen schwer fällt
- sie nur durch häufiges Wiederholen Lernfortschritte erzielen
- sie trotz großer Anstrengung Probleme beim Schreiben haben
- sie Gelerntes trotz vielen Übens nur schwer umsetzen können

7.5.2 Stress zu Hause

Sehr begabte Kinder und Jugendliche haben familiäre Schwierigkeiten, weil:

- die Eltern sie ständig kritisieren und Ordnung anmahnen
- die Eltern keine Antworten auf Fragen geben und ihren Wissensdurst nicht stillen können
- die Nervosität der Eltern sie zusätzlich belastet
- sie sich ständig von den Geschwistern geärgert und gestört fühlen
- sie sich ihren Geschwistern gegenüber zurückgesetzt fühlen

7.5.3 Selbstverursachter Stress

Hochbegabte mit AD(H)S setzten sich selbst unter Druck, weil:

- sie oft unsicher sind und Angst haben, das Falsche zu machen oder zu versagen
- sie ihre Gedanken nicht ordnen können
- sie ihre Gefühle nicht kontrollieren können, schnell beleidigt sind und sich über Kleinigkeiten aufregen
- sie sich über vieles Sorgen machen, keinen Ausweg sehen und deshalb schlecht schlafen
- sie sich schlecht konzentrieren können und schnell langweilen
- sie Angst vor dem Verlust der wenigen Freunde haben

Wenn diese Stressfaktoren in ihrer Summe in der Kindheit über einen längeren Zeitraum bestehen, führen sie zu einer inneren Verunsicherung, die je nach Veranlagung entweder durch Aggression oder durch Ängste abreagiert wird.

Stress kann durch die folgenden belastenden Faktoren noch zusätzlich verstärkt werden:

- Psychische Labilität der Eltern
- Inkonsequenter und verwöhnender Erziehungsstil
- Emotionale Vereinsamung durch zu häufiges Fernsehen und Computerspielen
- Filme und Computerspiele, die Angst auslösen und die Hemmschwelle für Gewalt heruntersetzen

7.5.4 Möglichkeiten zur Vermeidung von stressauslösenden Situationen

Folgende Aspekte sollten verwirklicht werden, um die kindliche Entwicklung besser zu fördern:

1. Zwischen Eltern und Kind sollte von Anfang an eine emotional warme und tragfähige Beziehung bestehen.
2. Der Erziehungsstil der Eltern sollte liebe- und verständnisvoll, aber konsequent sein.
3. Das Kind sollte sich immer auf seine Eltern verlassen können.
4. Die Eltern sollten sich bemühen, dem Kind immer ein Vorbild zu sein.
5. Das Bildungsangebot in den Kindergärten müsste verbessert werden.
6. In Kindergarten und Grundschule sollten soziale Fähigkeiten benannt und trainiert werden, da richtiges Sozialverhalten nur in wenigen Familien mit AD(H)S geübt und praktiziert wird.
7. Der Unterricht sollte den Ansprüchen der Kinder angepasst und die Aus- und Fortbildung der Lehrer verbessert werden, damit sie den hochbegabten Schülern eine Hilfe sein können.
8. Lernerfolge sollten durch Schulvergleiche ständig überprüft werden.
9. Kinder mit AD(H)S, die hochbegabt sind, müssen rechtzeitig gefördert und gegebenenfalls behandelt werden. Der Anteil behandlungsbedürftiger Kinder mit AD(H)S liegt etwa bei 8 % aller Kinder.

8 Hochbegabte mit AD(H)S, deren Diagnostik und Behandlung – Beispiele aus der Praxis

8.1 Marcus, 13 Jahre alt, hochbegabt, unterfordert und verwöhnt, hat eine Impulssteuerungsschwäche, depressive Gedanken und psychosomatische Beschwerden

Marcus kam auf Drängen der Schule in meine Praxis, im Alter von zehn Jahren war seine Hochbegabung festgestellt worden und diente seitdem als Erklärung für sein auffälliges Verhalten. Der 13-jährige Junge zeigte keinerlei Leidensdruck und somit keine Therapiemotivation. Marcus äußerte, dass er mit sich zufrieden sei und keine Probleme habe. Eigentlich wünsche er sich nur mehr Freizeit und mehr Taschengeld und wolle auf eine Schule für Hochbegabte, wie es ihm versprochen wurde. Dort sei der Unterricht interessanter und es gäbe keine Hausaufgaben. Ansonsten wolle er überhaupt nicht über sich sprechen, weil alles doch keinen Zweck habe.

Seine Mutter berichtete, dass Marcus ein Internat mit Real- und Gymnasialschülern besuche und das Klassenziel nicht erreichen werde, weil er große Wissenslücken habe. Im Unterricht würde er oft träumen, vergisst vieles, auch seine Hausaufgaben. In der Schule und zu Hause sei er sehr aggressiv und könne sich in seiner Wut manchmal nicht bremsen. So habe er seine Schwester schon mehrfach gewürgt, streite viel und drohe in seiner Erregung oft, sich umbringen zu wollen. Überhaupt denke er viel darüber nach, ob es sich für ihn überhaupt lohne, zu leben. Der Junge betrachte sich als Versager ohne richtige Freunde und fühle sich wertlos. Da er in der Schule ständig gehänselt werde, wolle er nicht mehr ins Internat zurück. Momentan sei er auch krankgemeldet, weil er andauernd Bauchschmerzen habe und ihm übel sei; er esse schlecht und habe in letzter Zeit einige Kilo abgenommen. Wegen seiner psychischen Auffälligkeiten brauche Marcus jetzt nicht mehr im Internat zu wohnen und dürfe jeden Tag nach Hause. Nun beabsichtige man, den Jungen in eine Schule mit einer Klasse für Hochbegabte zu schicken.

Zu Hause ziehe er sich zurück, wolle allein sein und gehe aus eigenem Antrieb nicht aus dem Haus. Wenn Besuch käme, schließe er sich ein. In seiner Fantasie träume er davon, ein berühmter Erfinder zu sein. Mit seiner jüngsten Schwester, die hyperaktiv sei, käme es häufig zu Auseinandersetzungen. Das Mädchen sei sehr anstrengend und unterziehe sich seit sechs Monaten einer Stimulanzientherapie, die ihr Verhalten positiv beeinflusse. Marcus sei vor drei Jahren ärztlich untersucht worden, dabei sei kein ADS festgestellt worden.

Der Junge kam zur Erstellung eines Gutachtens, das er für eine Jugendhilfemaßnahme nach § 35a des Sozialgesetzbuches benötigte, in meine Sprechstunde und wurde von mir zweimal untersucht. Danach erschien er nicht mehr. Marcus und seine Mutter wollten meine Vermutung, ein ADS ohne Hyperaktivität sei wahrscheinlich die Ursache seiner psychischen Störungen, nicht akzeptieren. Aus eigener familiärer Erfahrung erschien ihnen nur ein AD(H)S verbunden mit Hyperaktivität sinnvoll; Eine Behandlung mit Tabletten lehnte Marcus von vornherein ab. Er wollte neben seiner Hochbegabung nicht unter einer weiteren Besonderheit leiden.

Dabei sprachen die Verhaltensweisen und Probleme des Jungen vieles für ein mögliches ADS ohne Hyperaktivität: Marcus hatte zwar keine wesentlichen Beeinträchtigungen in den Wahrnehmungsbereichen, jedoch eine Impulssteuerungsschwäche, eine stark herabgesetzte Konzentration und Daueraufmerksamkeit und eine ständige innere und äußere Unruhe. Er musste immer etwas in den Händen haben, mit dem Fuß wippen oder Kaugummi kauen. Zudem war der Junge sehr empfindlich und regte sich übermäßig und schnell auf. Einmal in Wut geraten, konnte er sich schlecht bremsen. Seine Schrift war kaum leserlich. Er liebte aggressive Computerspiele und malte auch ebensolche Bilder.

Im Satzergänzungstest schrieb er:
Er wünschte sich oft »*stärker zu sein*«.
Oft hatte er geglaubt »*er sei der Schwächste*«.
In seiner Familie »*ist er der Schlaueste*«.
Er fand seine Schwester »*nervig*«.
Seine schwächste Stelle war, »*dass er schwach und empfindlich ist*«.

Von der ersten Klasse an geben die Zeugnisse deutliche Hinweise auf das Vorliegen eines ADS ohne Hyperaktivität mit Aggressivität infolge innerer Verunsicherung und einer Selbstwertproblematik. Auch leichte depressive Tendenzen verbunden mit Ängsten waren vorhanden. Negativer Dauerstress führte bei Marcus zu einer reaktiven Fehlentwicklung mit psychosomatischen Beschwerden. Dabei löst die anfänglich psychische Störung eine sekundäre Somatisierung aus, es bilden sich sogenannte Schmerzbahnen, die bei psychischer Belastung sofort über Stoffwechselprozesse reaktiviert werden. Je länger sie bestehen, umso stabiler funktionieren sie und verselbständigen sich dann. Begünstigt wird dieser Prozess durch einen Mangel an Serotonin und Noradrenalin, was wiederum für ein ADS ohne Hyperaktivität spricht.

> Psychosomatische Beschwerden wie Kopf- oder Bauchschmerzen sind oft körperliche Symptome unbewältigter Konflikte.

Kopfschmerzen und Bauchschmerzen sind nicht immer die Ursache von Schulschwierigkeiten, sondern oft die Folge einer zu starken psychischen Belastung. Vielleicht hätte Marcus von einer AD(H)S-Therapie profitiert, weil sie die möglichen Ursachen seiner Probleme beseitigt hätte.

Marcus erreichte mittlerweile einen Hauptschulabschluss und arbeitet jetzt lustlos und ohne Motivation im Betrieb seines Vaters, was jedoch für beide keine gute Lösung ist.

Marcus hätte schon beim Auftreten erster Auffälligkeiten, also etwa in der 3. Klasse, einem Spezialisten für AD(H)S vorgestellt werden sollen. Die familiäre Veranlagung spricht dafür, dass auch bei Marcus ein AD(H)S vorliegt. Marcus war zwar nicht hyperaktiv, aber seine gestörte Daueraufmerksamkeit, seine Träumereien, seine Vergesslichkeit, sein langsames Arbeitstempo und seine Impulssteuerungsschwäche gaben damals schon Hinweise auf eine AD(H)S-Veranlagung. Auch dass sich der Junge Gelerntes nicht merken konnte, ist ein deutlicher Hinweis auf dessen mangelhafte Abspeicherung infolge Botenstoffmangel und unzureichend ausgebildeter Lernbahnen.

8.2 Christina, 14 Jahre alt, sehr begabt, AD(H)S, hat einen Reiferückstand in der Persönlichkeitsentwicklung und eine Selbstwertproblematik, neigt zu autoaggressiven Handlungen (Ritzen)

Christina ist eine 14-jährige Gymnasiastin, die wegen Auffälligkeiten im Verhaltens- und Leistungsbereich seit drei Jahren bei mir in Behandlung ist. Sie hat einen knapp zwei Jahre jüngeren, sehr lebhaften Bruder; Beide Eltern sind Akademiker und voll berufstätig, der Haushalt wird von einer Angestellten geführt.

Christina braucht viel Bewegung, hat sehr gute Noten in Sport und bekam einige Urkunden beim Leistungsturnen. In der Schule hingegen kann sich das Mädchen schon immer schlecht konzentrieren und macht viele Leichtsinnsfehler, eine Ergotherapie zeigte, dass eine visuelle Wahrnehmungsstörung vorliegt. Wenn Christina schnell schreiben muss, ist ihre Schrift unleserlich und voller Fehler, nur zu Hause gibt sie sich Mühe und schreibt langsam und überlegt. Obwohl Christina sich gründlich auf Arbeiten vorbereitet und fleißig lernt, sind die Ergebnisse oft sehr enttäuschend, weil sie Gelerntes schnell vergisst und bereits einige Male bei Klassenarbeiten einen Blackout hatte. Da sie im Mündlichen deutlich besser ist, kann sie schlechte Noten ausgleichen. Ihre Zensuren schwanken zwischen 1 und 5; früher hatte sie in allen Fächern ohne größeren Lernaufwand gute bis sehr gute Noten.

Zu Hause macht sie die Hausaufgaben dagegen zügig und kann auch leicht längere Texte auswendig lernen. Die größten Probleme bereiten ihr zurzeit Textaufgaben und Aufsätze. Zu Hause bekommt sie zu hören, sie müsse mehr lernen, sonst würde sie das Abitur nie schaffen. Nun spielt sie mit dem Gedanken, auf die Realschule zu wechseln, wo ihre einzige Freundin Marie zu den Klassenbesten zählt, obwohl diese in der Grundschule deutlich schlechtere Noten hatte als sie.

In letzter Zeit kann Christina wegen morgendlicher Übelkeit und Bauchschmerzen die Schule häufig nicht besuchen. Bleibt sie zu Hause, verschwinden die Beschwerden nach ein bis zwei Stunden, eine organische Ursache wurde daraufhin vom Arzt ausgeschlossen.

Trotz aller schulischen Schwierigkeiten ahnt Christina, dass sie recht klug sei, sie ist sehr wissbegierig, arbeitet im Unterricht rege mit und gibt auffallend gute Antworten, vorausgesetzt der Unterricht interessiert sie. Sogar ihre Mitschüler und Lehrer staunen manchmal über ihre Leistungen.

Aber im sozialen Umgang hat das Mädchen Probleme: Christina kann keine Kritik vertragen, reagiert häufig überempfindlich und flippt schnell aus. Da sie sich gerne am Unterricht beteiligt, wird sie von den Mitschülern einerseits als Streberin beschimpft und andererseits auch verspottet, wenn sie über eine schlechte Note weinte. Gerne hätte sie ein besseres Verhältnis zu ihren Klassenkameraden, leidet sie doch darunter, von ihnen nicht verstanden und ausgegrenzt zu werden. Manchmal äußert sie in ihrer Verzweiflung sogar, dass sie am liebsten tot wäre. Auch zu Hause glaubt sie, dass die Eltern ihren Bruder bevorzugen und keiner sie leiden könne.

Zu Hause behandeln die Eltern Christina wie ein kleines Kind. Die Mutter überwacht jeden Schritt und jede Entscheidung, aus Angst, ihre Tochter könnte einen Fehler machen. Anfangs genießt sie die Überbehütung, mit zunehmendem Alter stört sie sich jedoch daran. Da Christina keine Gelegenheit hat, Selbständigkeit und Eigenverantwortung zu entwickeln, bleibt sie in ihrer sozialen Reife zurück. Die Verunsicherung, die vielen Selbstzweifel, die Versagensängste, der Spott der Mitschüler und die Enttäuschung der Eltern haben ihr anfangs hohes Selbstwertgefühl deutlich beeinträchtigt. So ist sie mit sich, den Eltern und der Schule unzufrieden und findet keinen Ausweg. Um ihren Frust abzureagieren, beginnt sie sich an den Armen, im Knöchelbereich und an den Fußsohlen zu ritzen. Dabei spürt sie kaum Schmerzen, sondern Erleichterung, wenn es zu bluten anfängt.

Deshalb bringt die Mutter sie zur Behandlung. Die eingehende Untersuchung ergab, dass Christina ein AD(H)S ohne Hyperaktivität verbunden mit einer leichten Rechtschreibschwäche und einem Reiferückstand in der Persönlichkeitsentwicklung hat. Im Intelligenztest erreichte sie einen Wert von 121 mit einer großen Differenz zwischen dem Wissens- und Handlungsteil, was für eine hohe Begabung bei AD(H)S spricht. Von all dem ahnte Christina bisher nichts und war froh, dass sie sich ihr Verhalten und ihr zeitweiliges Versagen in der Schule nun erklären konnte.

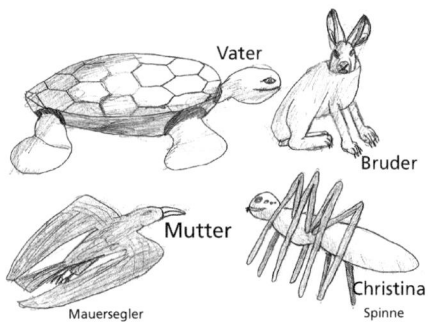

Abb. 42: Christina malt ihre Familie in Tierfiguren

Die Behandlung erfolgte persönlichkeitszentriert und symptomorientiert nach einem individuell aufgestellten multimodalen Therapieplan. Neben der Entwicklung von mehr Selbständigkeit, einer Verbesserung der schulischen Leistungsfähigkeit und der sozialen Kompetenz war das Hauptziel, ein positives Selbstwertgefühl mit psychischer Stabilität zu erreichen. Danach konnte Christina ihre überdurchschnittliche Intelligenz in eine bessere Schulleistungen umsetzen. Ein dauerhafter Therapieerfolg wird davon abhängen, wie sich die Familie mit der AD(H)S-Problematik auseinandersetzt und die Selbständigkeit des Mädchens fördert. Da nicht nur Christina betroffen ist (die Großmutter väterlicherseits leidet an Depressionen, die Mutter von Christina ist perfektionistisch und ängstlich, der Vater regt sich sehr schnell und unangemessen auf), müssten alle ihr Verhalten überdenken und versuchen es entsprechend zu ändern. Die Mutter sollte ihrer Tochter mehr Verantwortung und Selbständigkeit übertragen und für sich in Erwägung ziehen, ihre Ängste therapieren zu lassen.

Schwerpunkte der AD(H)S-Therapie bei Christina waren: Die Gabe von Stimulanzien, eine lern- und verhaltenstherapeutische Begleitung, die Anleitung der Eltern in der Funktion als Coach und das Erlernen von Entspannungsverfahren.

Wird die Behandlung in guter Zusammenarbeit mit einem Therapeuten durchgeführt, ist sehr bald mit einem Erfolg zu rechnen. Um die neu gewonnene Lebensqualität zu spüren und zu halten, muss mit erreichbaren Zielen, persönlichen

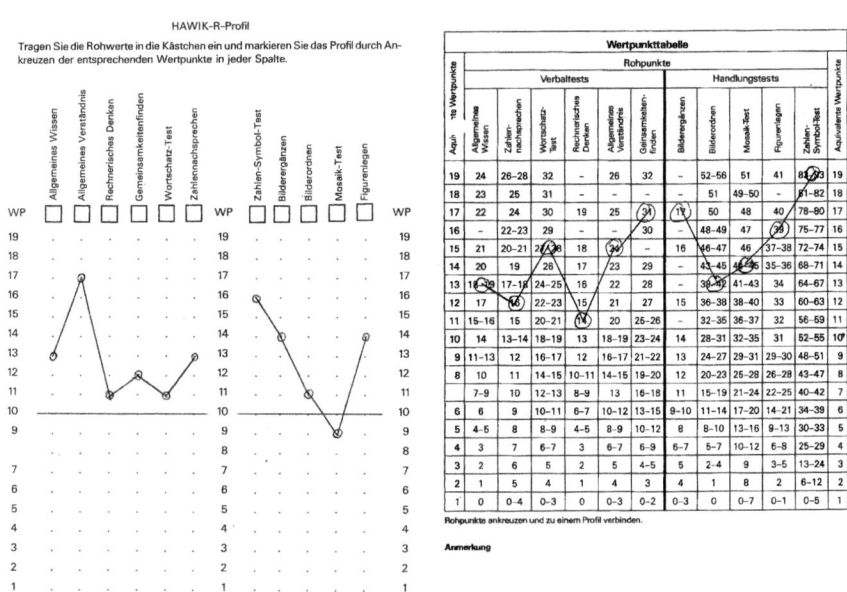

Abb. 43: IQ-Werte vor der Behandlung (links): IQ-Wert im Verbalteil = 126 (77 Punkte), im Handlungsteil IQ = 120 (64 Punkte), Gesamt-IQ = 124. IQ-Test sechs Jahre nach Behandlungsbeginn (rechts) mit deutlicher Verbesserung im Verbalteil = 133 und im Handlungsteil = 139 und somit im Gesamt-IQ = 139 als Folge der AD(H)S-Therapie.

Vorsätzen, deren Realisierung, mit Lob und Anerkennung gearbeitet werden. Christina muss Erfolge spüren, damit sie und die ganze Familie für die Weiterführung der Therapie motiviert werden. Denn wegen der Schwere der Symptomatik benötigte Christina eine längere verhaltens- und lerntherapeutische Begleitung in Kombination mit Stimulanzien. Die sie leider nicht immer regelmäßig einnahm. Nach sechs Jahren ergab ihre IQ-Testung dann einen Gesamt-Wert von 139, wobei sie sich im Handlungsteil nun deutlich verbessern konnte. Gerade unter dieser großen Differenz leiden die Betroffenen.

8.3 Adrian hochbegabt, psychosomatische Beschwerden, verweigert die Schule und zieht sich zurück

Adrian ist 13 Jahre alt, als er von seiner Mutter vorgestellt wird. Seit drei Jahren geht er auf eine private Internatsschule, deren Kosten das Jugendamt übernahm, dort besucht er nun die 9. Klasse. Anfangs versprach man sich von der Ganztagsschule die Lösung vieler Probleme, vor allem, dass Adrian seine Hausaufgaben regelmäßiger erledigen und zu seinen Mitschülern ein besseres Verhältnis bekommen würde.

Adrian zeigte seit seiner Einschulung ein auffälliges Verhalten. So konnte er nicht stillsitzen, ließ sich von allem ablenken und befolgte die Anweisungen der Lehrerin häufig nur nach persönlicher Aufforderung. Auch störte er den Unterricht und beleidigte seine Klassenkameraden mit abwertenden Bemerkungen und Gesten in Bezug auf deren Leistungen. Obwohl es ihm leidtat und er sich danach sowohl mündlich als auch schriftlich entschuldigte, gelang es ihm nicht, sein Benehmen grundlegend zu ändern. Von den Mitschülern wurde er daher gemieden, galt als altklug und überheblich und nahm in jeder Klasse die Rolle des Außenseiters ein. Niemand verstand damals, dass Adrian mit seiner Situation selbst sehr unglücklich war und sich gerne anders verhalten hätte, was er jedoch ohne fremde Hilfe nicht konnte.

Auch im Leistungsbereich hatte der Junge große Probleme. Obwohl er Inhalte schnell begriff, vergaß er nach zwei bis drei Tagen einen Großteil des Stoffes. Nur wenn ihn Lehrer und Unterricht faszinierten, war er zu guten Leistungen fähig und konnte seine schnelle Auffassungsgabe zeigen. Da er sich aber selten wirklich gefordert fühlte und sich die meiste Zeit langweilte, wurden seine Zensuren immer schlechter. So hatte er in der 5. Klasse in Biologie, Musik und Kunst eine 5, in den anderen Fächern eine 4 und nur in Religion, Geschichte und Sport eine 3. Trotz der Empfehlung einer Psychologin, die seine Hochbegabung und Unterforderung erkannte, lehnte die Schule es ab, Adrian mit diesen schlechten Noten eine Klasse überspringen zu lassen. Aus diesem Grund wechselte Adrian auf die Privatschule, um dort die 7.Klasse zu besuchen. Allerdings führte die neue Situation dazu, dass

Adrian völlig versagte, die Schule komplett verweigerte und drohte, sich umzubringen. Schließlich wurde er in die 6. Klasse zurückgestuft.

Häufig fehlte er im Unterricht auch in der neuen Schule wegen psychosomatisch bedingter Kopf- und Bauchschmerzen oder kam zu spät, weil ihm das Aufstehen sehr schwerfiel. Meist konnte er erst nach Mitternacht einschlafen, weil seine unkontrollierten Gedanken ihn nicht zur Ruhe kommen ließen. Ständig hatte er ein »Kino« im Kopf und spielte dort den Helden oder den Außerirdischen.

Adrians Eltern waren ratlos und völlig überfordert. Seit der 3. Klasse hatten sie mit ihrem Sohn viele Spezialisten aufgesucht und deren Ratschläge befolgt und wussten zunächst nichts von seiner Hochbegabung. In der Schule hatten sie früher selbst Probleme: Adrians Mutter hat bis heute Schwierigkeiten mit der Rechtschreibung, sein Vater war zwar leistungsmäßig in der Schule gut, hatte aber als Klassenclown ständig Ärger mit den Lehrern, bis er schließlich von der Schule verwiesen wurde. Er wollte, dass es seinem Sohn nicht genauso ergeht, und war überzeugt, dass Adrian viel mehr kann, als es die Zeugnisse aussagen, da er schon vor der Einschulung den Computer besser bedienen konnte als die meisten Erwachsenen. Der Junge begriff alles, was mit dem Computer zu tun hatte sehr schnell und konnte sich hier im Gegensatz zum Schulstoff alle Details merken.

Einer der Gründe für Adrians Schulversagen ist sicherlich sein zu vieles Spielen am Computer. Während man früher dachte, dass Computerspiele die Konzentration fördern, weiß man heute, dass sie die Abspeicherung von Gelerntem beeinträchtigen. Wird kurz nach der Schule oder nach den Hausaufgaben mit dem Computer gespielt, so wird das Arbeitsgedächtnis durch dessen schnelle Bildfolge überlastet. Der dort zwischengelagerte Lernstoff kann nicht verarbeitet und zu den entsprechenden Speichern im Langzeitgedächtnis weitergeleitet werden. Das Gelernte wird von den Computerbildern verdrängt und so viel schneller wieder vergessen.

> Zu häufiges und zu langes Spielen am Computer kann den Lernerfolg beeinträchtigen und ist eine der Hauptursachen für schlechte Schulleistungen.

Auch bei Adrian brachten alle Beratungen, Zusatzförderungen und die verschiedensten Therapien keinen dauerhaften Erfolg. Niemand konnte eine schlüssige Erklärung für sein Schulversagen geben. Selbst eine tiefenpsychologische Diagnose mit anschließender Psychotherapie über drei Jahre, eine Systemische Familientherapie, Förderkurse, Hochbegabten-, Schul- und schulpsychologische Beratungen führten zu keiner dauerhaften Änderung im Verhaltens- und Leistungsbereich.

Die Mitarbeiterin der Koordinations- und Beratungsstelle für Behinderte (Fachdienst Gesundheit) schrieb im Antrag auf Jugendhilfegewährung nach § 35a des Sozialgesetzbuches: »Das Problem der Verhaltensstörung durch Unterforderung in der Schule konnte mit all diesen Maßnahmen bisher nicht gelöst werden. Bei Adrian besteht eine Hochbegabung von knapp 140. Das kann erfahrungsgemäß und besonders bei spätem Erkennen zu Isolation, Schulunlust, Leistungsabfall und zu massiven Verhaltensstörungen führen.« An ein AD(H)S bei Hochbegabung wurde nie gedacht. Als ich es vermutete und den Verdacht den Eltern gegenüber äußerte, wurde es von Adrian und seinen Eltern prompt abgelehnt und jede weitere Diagnostik verweigert. Vor allem wollte Adrian nicht seine Computerzeiten reduzieren, vermutlich konnte er es auch nicht, weil bei ihm schon eine Abhängigkeit bestand.

8.4 Maximilian, 14 Jahre alt, hochbegabt mit Lese-Rechtschreib-Schwäche, einen sozialen Reiferückstand mit oppositionellem Verhalten

Maximilians Eltern sind beide Akademiker und haben sich sehr auf ihr erstes Kind gefreut. Schon vor dem dritten Lebensjahr mussten sie allerdings feststellen, dass sich ihr Sohn anders als erwartet entwickelte. Eigentlich war er ein »pflegeleichtes«, sehr interessiertes, fröhliches Baby, das sich nur Fremden gegenüber sehr ängstlich verhielt. Maximilian lernte sehr früh sprechen, verwechselte aber immer wieder die gleichen Konsonanten. Gerne ließ er sich Geschichten vorlesen, die er bald auswendig konnte, bereits als Kleinkind wollte er Buchstaben schreiben. Auch interessierte sich der Junge für technische Dinge und nahm alles auseinander, um es zu untersuchen. Seine weiteren Hobbys waren Lesen, das Bauen mit Lego-Steinen, seine elektrische Eisenbahn und das Hören von Geschichten. Den ganzen Tag fragte er: »Warum ist das so?«

Da er sehr an seiner Mutter hing und keinen Kontakt mit fremden Kindern wollte, ging er nur ungern in den Kindergarten und spielte dort meistens allein. Wenn es in seiner Umgebung zu laut wurde, hielt er sich die Ohren zu und erklärte: »Mein Kopf tut weh«. Er fiel aber auch positiv durch seinen reichen Wortschatz, seine kluge Art sich auszudrücken und sein großes Allgemeinwissen auf.

Da sich seine Sprachprobleme mit dem Verwechseln einzelner Konsonanten bis zum Alter von fünf Jahren nicht besserten, sollte er logopädisch behandelt werden, doch Maximilian verweigerte seine Mitarbeit. Deshalb wurde er einer Psychologin vorgestellt, die feststellte, dass Maximilian hochbegabt sei. Zu diesem Zeitpunkt konnte er schon bis 100 zählen und rechnete mit Freude bis 20.

Auf die Schule freute er sich dennoch nicht und war in der 1. Klasse ein ruhiger und zurückhaltender, eher ängstlicher Junge. Er hatte große Probleme, das Schreiben zu lernen, seine Schrift war unleserlich, die Buchstaben eckig und immer wieder spiegelverkehrt. Zunächst gab er sich viel Mühe und machte stundenlang Hausaufgaben, d. h. die meiste Zeit radierte er sie wieder weg, weil er nicht zufrieden war. Später verlor er immer häufiger die Geduld und weinte. Aufgrund dieser Schreibschwäche verordnete der Kinderarzt Ergotherapie, wo eine Störung der visuomotorischen Wahrnehmung, der Feinmotorik und der sensorischen Integration festgestellt wurde.

Auch beim Lesen hatte der Junge große Schwierigkeiten: Zu Hause konnte er die Texte seines Lesebuches gut lesen (weil er sie auswendig konnte), doch weigerte er sich, fremde Texte zu lesen und wurde dabei schnell aggressiv. In der 2. Klasse bekam er auf Anraten der Lehrerin die Unterstützung einer Sonderpädagogin. Der Vater tröstete seinen Sohn, dass er in den ersten Schuljahren auch Probleme mit der Rechtschreibung gehabt habe.

Rechnen hingegen konnte Maximilian deutlich besser, nur war er bei der Umstellung der Aufgaben zu langsam.

Auch zu Hause zeigte der Junge Verhaltensauffälligkeiten: Jeden Abend schlug Maximilian seinen Kopf rhythmisch gegen die Wand bis er einschlief, es schien ihm nicht weh zu tun. Auch schlief er schlecht und wollte morgens nicht aufstehen. Die Eltern spürten, dass etwas nicht in Ordnung war, da weder die Ergotherapie noch der Unterricht im Legastheniker-Zentrum ihrem Jungen halfen, seine Probleme zu lösen.

Als auch in der 3. Klasse die Rechtschreibschwäche nicht besser wurde und Maximilian Versagensängste sowie Bauch- und Kopfschmerzen hatte, erfolgte eine fachärztliche Untersuchung, die ein ADS ohne Hyperaktivität, eine Lese-Rechtschreib-Schwäche, überdurchschnittliche Intelligenz und eine beginnende Fehlentwicklung mit multiplen Ängsten und Wahrnehmungsstörungen ergab.

Den Eltern und Maximilian waren diese Diagnose eine große Hilfe, gab es doch endlich eine Erklärung für seine Schwierigkeiten und Beschwerden.

Aufgrund der ausgeprägten Problematik und nach gründlicher Information bekam Maximilian Methylphenidat verordnet. Er war vom ersten Tag an begeistert. Plötzlich konnte er besser schreiben, war nicht mehr so empfindlich, musste nicht immer gleich weinen und konnte sich besser ausdrücken. Sein Arbeitstempo, sein Selbstvertrauen und seine Beziehung zu den Klassenkameraden verbesserten sich deutlich. Innerhalb der Klasse nahm er eine führende Rolle ein, ging begeistert in die Schule und freute sich auf das Gymnasium. Im Abschlusszeugnis der 4. Klasse stand: »Maximilian ist seinen Klassenkameraden gegenüber lebhafter und aufgeschlossener geworden. Im mündlichen Unterricht verhält er sich nicht mehr so zurückhaltend. Er bemüht sich, durch eigene Kenntnisse den Unterricht zu bereichern. Dabei sollte er noch mehr die Einhaltung der Klassenregeln beachten. Bei schriftlichen Arbeiten benötigt er noch mehr als die vorgegebene Zeit. Seine Leistungen in allen Fächern konnte er deutlich verbessern. Auch vergisst er kaum noch Arbeitsmaterial.«

Die 5. Klasse des Gymnasiums verlief problemlos. Maximilian erledigte seine Hausaufgaben zügig und selbständig. Er hatte am Nachmittag genügend Freizeit, um regelmäßig Volleyball zu spielen und Querflötenunterricht zu nehmen, für beides galt er als sehr talentiert.

In der 6. Klasse nahmen Maximilians Schwierigkeiten plötzlich wieder zu, seine Rechtschreibprobleme in Deutsch und Englisch wurden immer gravierender. Je mehr sich der Junge unter Druck setzte, umso mehr Fehler machte er. Dabei schrieb er die schwierigen Wörter meist richtig, während er bei einfachen Wörtern zahlreiche Leichtsinnsfehler machte, die er beim Durchlesen nicht fand. Im Gegenteil korrigierte er häufig richtig Geschriebenes so, dass es falsch wurde. Seine Schrift wurde schlechter, je schneller und unsicherer er schrieb. Seine Lehrer fanden keine Erklärung für diese Verschlimmerung und Maximilian begann, an seinen Fähigkeiten zu zweifeln.

8.4 Maximilian

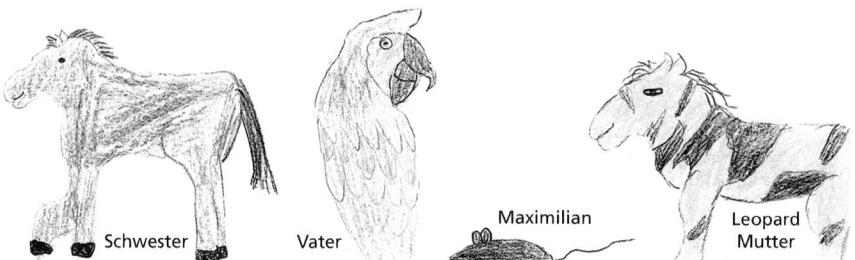

Abb. 44: Maximilian malt seine Familie in Tieren

Sein behandelnder Arzt empfahl, ein tägliches Rechtschreibtraining durchzuführen, die Lernstrategie zu verändern und die Schule zu informieren. Auf der fachärztlichen Bescheinigung für die Schule stand. »Bei Maximilian besteht eine Teilleistungsstörung im Rahmen eines Aufmerksamkeits-Defizit-Syndroms, das bei dem Jungen die Ursache der Rechtschreibschwäche ist, die trotz seiner Hochbegabung besteht. Damit der Junge nicht psychisch leidet, ist eine Befreiung von der Rechtschreibnote in den Fächern Deutsch und Englisch dringend zu empfehlen. Auch das Schriftbild des Jungen wird aus dem gleichen Grund immer unharmonisch sein.«

Diese gut gemeinte ärztliche Bescheinigung erreichte anfangs ihr Ziel, so zeigte der Klassenlehrer Verständnis und befolgte den ärztlichen Rat. Seit Maximilian in der 6. Klasse der Lehrerin seines Lieblingsfachs Mathematik anvertraute, dass er regelmäßig wegen des AD(H)S-Tabletten einnehme, verschlechterte sich die Situation. Die Lehrerin konnte diese Behandlungsform nicht akzeptieren und erklärte ihm, dass ihr Mann Arzt sei und wisse, wie schädlich auf Dauer Tabletten seien. Sie veränderten die Persönlichkeit, könnten abhängig machen und es sei möglich, dass sie später Parkinson hervorriefen. Zudem könne er als Hochbegabter niemals ein AD(H)S haben, denn beides schließe sich aus.

Maximilian war nun sehr verunsichert und setzte die Tabletten ab. Zunächst ging alles gut, er konnte nach wie vor rasch lernen und begreifen. Dass das Gelernte nun viel schlechter abgespeichert wurde, bekam er nach mehreren Wochen wieder schlechtere Noten. Diese »Rückwärtsentwicklung« begann schleichend, erste Hinweise wurden ignoriert. Als die Probleme nicht mehr zu übersehen waren, erfand Maximilian immer neue Erklärungen für seine Auffälligkeiten im Leistungs- und Verhaltensbereich und verdrängte die wahre Ursache. Vor seinen Eltern, die ihm vertrauten, verheimlichte er, dass er keine Medikamente mehr einnahm. Als er seine schlechten Noten nicht mehr verstecken konnte, erklärte Maximilian seinen Eltern: »Ich will diese Tabletten nicht mehr einnehmen, ich brauche keine, die anderen aus meiner Klasse nehmen auch keine!«

Mit der Verschlechterung der Zensuren ging eine ungute Persönlichkeitsentwicklung einher. Maximilian vernachlässigte seine Hausaufgaben zugunsten seiner Hobbys und seiner Freunde, die alle wenig Lust auf Schule hatten. Erstmals hatte er dank seiner guten PC-Kenntnisse einen großen Freundeskreis und sein Rat war gefragt. Da er die neuesten Geräte besaß, war ihm die Bewunderung der anderen sicher. Zum Sport ging er immer seltener, die Spiele dort waren nicht mehr wichtig,

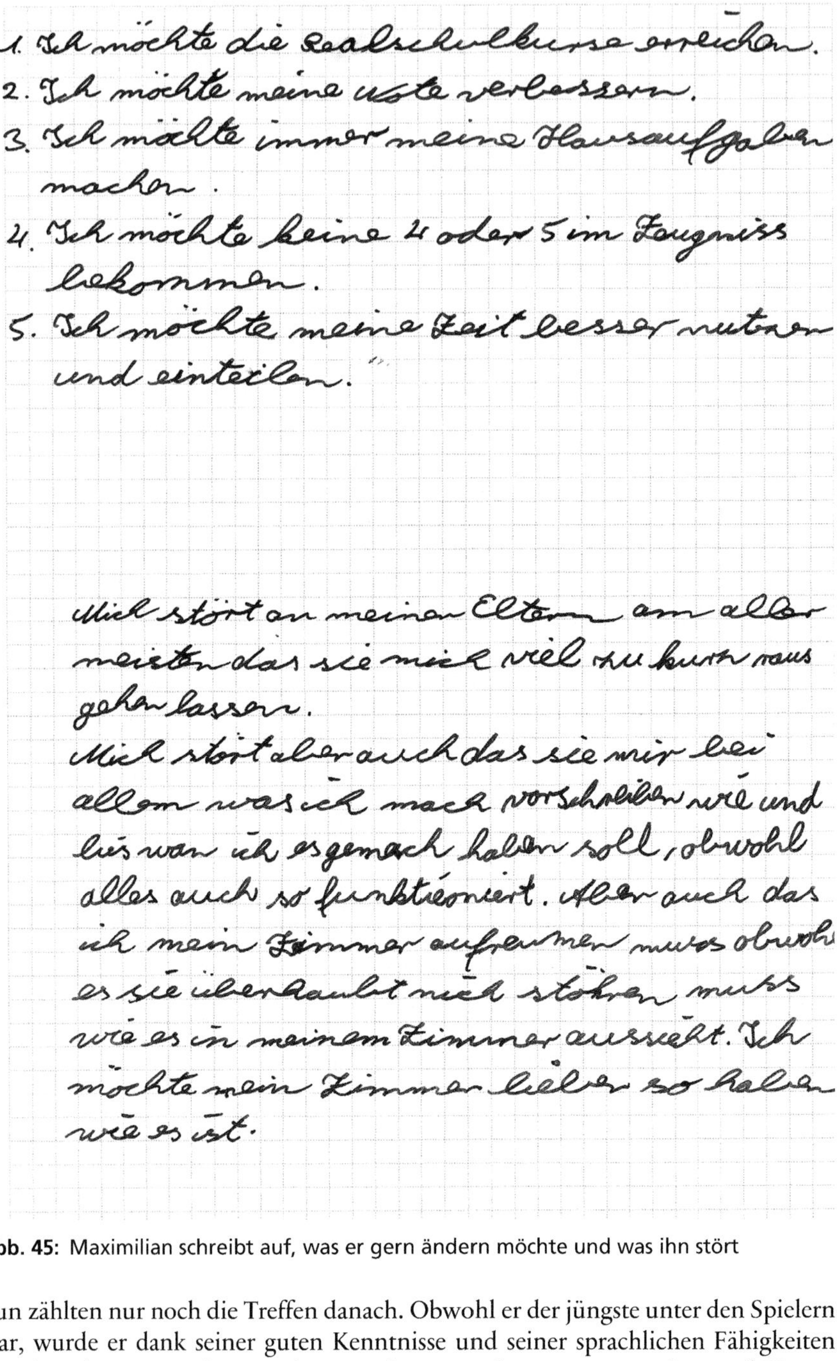

> 1. Ich möchte die Realschulkurse erreichen.
> 2. Ich möchte meine Note verbessern.
> 3. Ich möchte immer meine Hausaufgaben machen.
> 4. Ich möchte keine 4 oder 5 im Zeugniss bekommen.
> 5. Ich möchte meine Zeit besser nutzen und einteilen.
>
> Mich stört an meinen Eltern am aller meisten das sie mich viel zu kurz raus gehen lassen.
> Mich stört aber auch das sie mir bei allem was ich mach vorschreiben wie und was wann ich es gemacht haben soll, obwohl alles auch so funktioniert. Aber auch das ich mein Zimmer aufräumen muss obwohl es sie überhaupt nicht stören muss wie es in meinem Zimmer aussieht. Ich möchte mein Zimmer lieber so haben wie es ist.

Abb. 45: Maximilian schreibt auf, was er gern ändern möchte und was ihn stört

nun zählten nur noch die Treffen danach. Obwohl er der jüngste unter den Spielern war, wurde er dank seiner guten Kenntnisse und seiner sprachlichen Fähigkeiten von den älteren Sportlern geschätzt. Er begann, Zigaretten zu rauchen und Bier zu trinken und kam sich dabei sehr klug und erwachsen vor. Schulaufgaben und häusliche Pflichten wurden zur Last, der man sich geschickt entledigen musste. Maximilians Mutter glaubte, ihr Sohn sei in der Pubertät. Doch in Wirklichkeit war der Junge von der Gruppe sozial abhängig und konnte sich nicht abgrenzen.

Als die Versetzung gefährdet war und die Eltern überraschend von der Schulleitung darüber in Kenntnis gesetzt wurden, brachten sie Maximilian in meine Praxis. Der Junge zeigte keinerlei Leidensdruck und wollte von seinem AD(H)S nichts mehr wissen. Seine größten Wünsche waren Selbständigkeit und viel Freizeit, die er mit seinen Freunden oder mit Computerspielen verbringen wollte. Von einer Behandlung seiner AD(H)S-Problematik wollte er nichts mehr wissen. Er blockierte alle meine Bemühungen und hatte für alles eine Erklärung, die immer mit den Worten begann: »Ja aber...«)

Maximilian lässt sich mit seinen inzwischen 14 Jahren von den Eltern kaum etwas sagen. Beide sind völlig überfordert: Die Mutter ist depressiv, muss ihre Schwiegermutter pflegen und sich um ihre zehnjährige Tochter kümmern, die ebenfalls Schulprobleme in Mathematik hat. Der Vater hat resigniert und wirft seiner Frau vor, den Sohn zu sehr zu verwöhnen. Um Konflikten aus dem Weg zu gehen, zieht er sich in seine Arbeit zurück und überlässt die Erziehung der Kinder der Mutter.

Maximilian besucht jetzt die Realschule. Da er wenig Lust auf Hausaufgaben und Lernen hat, ist unklar, ob er einen erfolgreichen Abschluss schaffen wird. In seiner Freizeit raucht er, konsumiert manchmal Haschisch und trinkt sehr gerne Alkohol. Für seine Zukunft interessiert er sich nicht, genau wie seine Freunde möchte er viel Freiheit genießen und höchstens Gelegenheitsjobs annehmen. Wenn man ihn auf seine Hochbegabung und auf seine herausragenden technischen Fähigkeiten hinweist, meint er, vielleicht werde er einmal ein berühmter Erfinder, dann würden alle über ihn staunen.

8.5 Anja, 17 Jahre alt, hochbegabt mit einer Rechenschwäche, leidet unter Schulversagen, Ängsten, einer Selbstwertproblematik mit autoaggressivem Verhalten

Anja ist 17 Jahre alt, besucht die 10. Klasse des Gymnasiums und hatte große Probleme im Leistungs- und Verhaltensbereich. Obwohl sie fleißig und schnell lernte, vergaß sie vieles, konnte sich zum Erledigen der Hausaufgaben nur schlecht motivieren, brauchte häufig Pausen und arbeitete sehr langsam. In der Regel machte sie die Schulaufgaben nach 22 Uhr, da ihr tagsüber die nötige Ruhe fehlte und sie vom Unterricht erschöpft war. Im Anschluss konnte Anja nur schlecht einschlafen und fand erst nach Mitternacht Ruhe; Am Morgen war sie dementsprechend müde und kam zu spät zum Unterricht. Da sie nicht gerne in die Schule ging, war ihr das Zuspätkommen egal.

In den letzten beiden Schuljahren war Anjas Versetzung aller Anstrengungen und Bemühungen zum Trotz gefährdet. Bei Klassenarbeiten hatte sie schon öfter einen Blackout und konnte sich nicht mehr an das Gelernte erinnern. In den mündlichen Noten kam sie nie über eine 3 hinaus, weil sie die meiste Zeit träumte. Ihr Problemfach war Mathematik: Seit der Grundschule hatte Anja Probleme beim Kopfrechnen und musste in Gedanken mit den Fingern zählen, das Lösen von Textaufgaben glich einem Ratespiel. Aufgrund dieser Misserfolge machte sich das Mädchen große Vorwürfe und begann, an seinen Fähigkeiten zu zweifeln. Auch von den Eltern bekam Anja keine Unterstützung, sondern wurde ermahnt, sie müsse mehr lernen und früher mit den Hausaufgaben anfangen.

Zu Anjas Arbeitsschwierigkeiten kamen noch Probleme mit den Mitschülern. Die Klassenkameraden waren ihr zu kindisch, die Mädchen eingebildet und zickig, die Jungen frech und aggressiv. Anja fühlte sich unverstanden, ausgegrenzt und ungerecht behandelt. Sie war schon immer schnell erregbar und sehr empfindlich. Manchmal dachte sie daran, sich das Leben zu nehmen, da sie sich einsam und von den Eltern und Freunden missverstanden fühlte. Um ihren Problemen zu entfliehen, begann Anja heimlich Alkohol zu trinken, der ihr half, ruhiger und sicherer zu werden. Auch begann sie, zwanghaft ihre Arme zu ritzen, um innere Anspannungen abzubauen. Dabei verspürte sie kaum einen Schmerz, sondern Erleichterung, als es anfing zu bluten.

Als sich die Noten weiter verschlechterten und die Eltern ihre Tochter immer verzweifelter und hilfloser erlebten, drängten sie auf eine ärztliche Untersuchung. Der Hausarzt meinte, Anjas Verhalten sei pubertätsbedingt und nicht weiter beunruhigend. Zunächst war Anja erleichtert, nicht zu einem Psychiater gehen zu müssen. Weil sie aber befürchtete, vom Alkohol abhängig zu werden, stimmte sie schließlich doch einer psychologischen Untersuchung zu.

Anjas Mutter kam in die Sprechstunde und berichtete: Anja sei ein Wunschkind gewesen, »pflegeleicht«, immer fröhlich und lebhaft. Sie sei interessiert gewesen, habe früh und gut gesprochen und habe bereits mit vier Jahren die englische Sprache beherrscht. Im Kindergarten habe sie sich nicht wohlgefühlt, hauptsächlich allein gespielt, am liebsten Bücher angesehen und sich Geschichten vorlesen lassen, die sie bald auswendig konnte.

Auf die Schule habe Anja sich sehr gefreut, sei am Anfang ganz begeistert gewesen und habe bis auf Mathematik in allen Fächern gute bis sehr gute Noten erzielt. Ihr größtes Problem sei ihre Ungeduld gewesen. Wenn sie etwas nicht gleich verstanden hätte, sei Anja wütend geworden und habe sich nichts mehr erklären lassen. Sei ihr etwas nicht gleich perfekt gelungen, habe sie resigniert und aufgegeben. So habe sie verschiedene Instrumente gespielt und einige Sportarten ausprobiert, doch alles nach kurzer Zeit wieder aufgegeben.

Auf dem Gymnasium seien die Schulleistungen durchweg schlechter geworden. Das Mädchen sei vergesslich und antriebsarm gewesen, habe sich nicht konzentrieren und motivieren können. Manchmal habe Anja allerdings auch flink und ausdauernd arbeiten können, sodass alle glaubten, sie könne, wenn sie nur wolle.

Anja kam sehr motiviert und aufgeschlossen in meine Sprechstunde. Beim Intelligenztest stellte sich heraus, dass das Mädchen sehr begabt ist. So erreichte Anja im Raven-Matrizentest (ein nonverbaler Test für abstraktes Denken) einen IQ von

118 und im HAWIK (Intelligenztest) einen Gesamt-IQ von 125 bei einer Differenz von 136 im Verbalteil und 112 im Handlungsteil. Bei den psychologischen Untersuchungen kam die depressive, aggressive und verunsicherte Persönlichkeit Anjas zum Vorschein. Ihre Hoffnungslosigkeit, ihre suizidalen Gedanken und ihre Versagensängste wiesen auf eine innere Notsituation hin. Des Weiteren konnte auch mithilfe der Brown-ADD-Skala ein Aufmerksamkeits-Defizit-Syndrom festgestellt werden. Die Brown-ADD-Skala erfasst nach einem Punktsystem subjektive Symptome eines möglichen AD(H)S und kann der Verlaufskontrolle dienen, ohne als einziges Diagnose-Instrument zu dienen. Anja erzielte bei dieser Untersuchung 108 Punkte, wobei eine Punktzahl von über 54 auf eine AD(H)S-Veranlagung hindeuten kann.

In der Befindlichkeits-Skala (Auszug) schrieb Anja:
»Ich bin voller Energie und Leben«: *überhaupt nicht*
»Ich fühle mich ohnmächtig und ohne Kontrolle über mich«: *deutlich*
»Das Denken fällt mir leicht«: *sehr wenig*
»Ich habe große Hemmungen, Menschen anzusprechen und Kontakt mit ihnen aufzunehmen«: *deutlich*
»Meine Gedanken kreisen immer wieder um die gleichen Themen. Ich kann mich ihnen nicht entziehen«: *sehr stark*
»Ich kann meine Gedanken und Einfälle leicht ordnen und kann zielgerichtet denken«: *überhaupt nicht*
»Mein Gefühl und Verhalten ist den Anlässen nicht angemessen. Über Kleinigkeiten rege ich mich auf, wichtige Ereignisse berühren mich kaum«: *stark*

Im Satzergänzungstest schrieb Anja:
»Angst habe ich vor« *mir selbst.*
»Mein größtes Problem« *bin ich selbst.*
»Manchmal fühle ich mich« *wie tot.*
»Die glücklichste Zeit meines Lebens« *kommt wohl noch.*
»Meine Eltern« *wissen nicht wirklich viel von mir.*
»Ich versage meist« *wenn es um Pünktlichkeit geht.*
»Am meisten leide ich« *unter meiner eigenen Schwäche.*
»Mein größter Fehler ist«, *dass ich so schnell resigniere.*
»Am besten fühle ich mich, wenn« *ich etwas geleistet habe, was mir zunächst als zu schwer erschien.*
»Meine Erfolge« *geben mir Stärke und Selbstbewusstsein.*

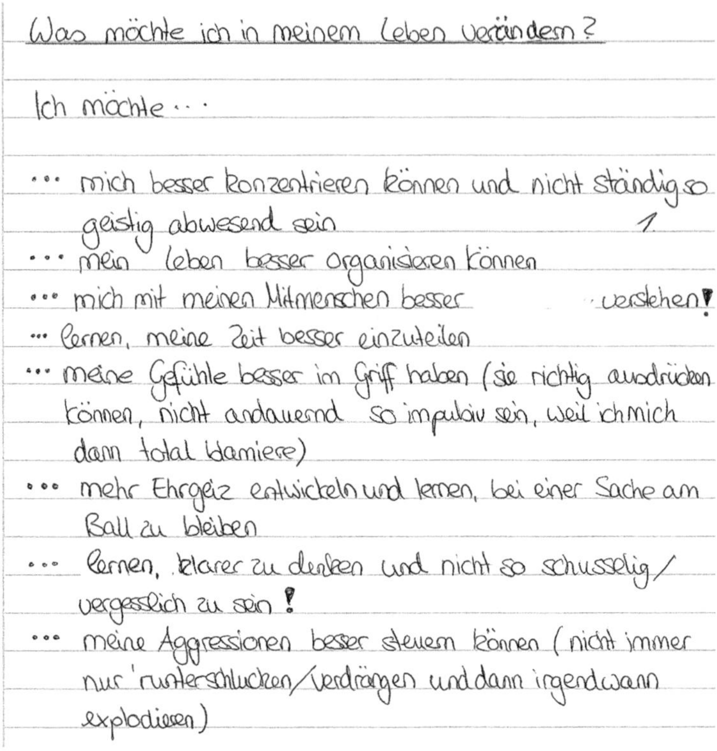

> Was möchte ich in meinem Leben verändern?
>
> Ich möchte ...
>
> ... mich besser konzentrieren können und nicht ständig so geistig abwesend sein
> ... mein Leben besser organisieren können
> ... mich mit meinen Mitmenschen besser verstehen!
> ... lernen, meine Zeit besser einzuteilen
> ... meine Gefühle besser im Griff haben (sie richtig ausdrücken können, nicht andauernd so impulsiv sein, weil ich mich dann total blamiere)
> ... mehr Ehrgeiz entwickeln und lernen, bei einer Sache am Ball zu bleiben
> ... lernen, klarer zu denken und nicht so schusselig/vergesslich zu sein!
> ... meine Aggressionen besser steuern können (nicht immer nur 'runterschlucken/verdrängen und dann irgendwann explodieren)

Abb. 46: Anja formuliert, was sie mit Hilfe der Therapie in ihrem Leben verändern möchte

Während der Behandlung konnte Anja ihre schulischen Leistungen und ihr Verhalten wesentlich verbessern. Sie lernte mit der AD(H)S-Symptomatik umzugehen und dessen positive Seiten zu nutzen, Stress und Frust wurden weniger. Als größten Erfolg sah sie an, dass sie nicht mehr überempfindlich reagierte und mehr Selbstvertrauen bekam. Nun konnte sie sich motivieren und die Zeit besser einteilen. Ihr Bedürfnis, sich zu ritzen, konnte Anja immer besser unterdrücken. Eine besondere Behandlung der Ängste war nicht mehr erforderlich, da sich ihr Selbstwertgefühl deutlich gebessert hatte.

Anja beschrieb in ihrem Tagebuch, wie sie die Behandlung erlebte und welche Veränderungen sie bemerkte. Sie stellte mir diese Seite zur Verfügung, um anderen Mädchen Mut zu machen, den Weg zum Therapeuten nicht zu scheuen.

»Ich nehme nun seit heute die Tablette, eigentlich ist die Wirkung nicht so krass, wie ich sie mir vorgestellt habe. Nach einer halben Tablette bin ich nicht aufgedreht, sondern es geht mir einfach besser. Ich bin innerlich ruhiger und kann meine Gedanken ausrichten.

Früher dachte ich, ich sei in Ordnung und es ist alles okay mit mir, außer, dass ich mich für saublöde hielt. Aber solche Leute muss es ja auch geben. Dann war mir völlig unverständlich, warum meine Freundin zu mir hielt und meine Mutter meine Sorgen *überhaupt nicht verstand. Ich wollte dann auch mit keinem anderen Freundschaft schließen, ich konnte mich selbst nicht leiden und wollte niemanden mit meiner Person nerven. Das hat mich alles so niedergemacht, dass ich oft dachte, warum ich überhaupt noch lebe und mich und alle anderen mit meiner Anwesenheit belästige. Ich schrieb mir in Gedanken viele negative Eigenschaften zu und bekam voll die Krise. Aus der erwachte ich erst, wenn ich mich mit einer Glasscherbe ritzend auf dem Bett sitzend wiederfand. Erst die blutige Spur auf meinem Arm verschaffte mir innerliche Ruhe. Dann kam auch schon die Reue und ich schämte mich vor mir selbst, weil ich so schwach war. Schon seit einem Jahr schwor ich mir immer wieder, dass ich das nicht mehr mache. Aber in solchen Situationen kann ich an keine Vorsätze denken.*

Nach Beginn der Behandlung vor drei Wochen brauche ich mich nicht mehr zu ritzen. Es ist überhaupt vieles besser geworden.

Ich kann klarer sehen, als ob ein Schleier weg ist.

Ich kann klarer denken, den Unterricht bis zur 7. Stunde verfolgen und verstehe die Mathematikaufgaben sofort.

Ich kann besser wahrnehmen und den Gesprächen meiner Klassenkameraden in der Pause besser folgen.

Ich kann besser und angemessener reagieren, kann besser formulieren und meine Antworten werden verstanden.

Ich bin nicht mehr so empfindlich und denke nicht immer gleich, die anderen würden schlecht über mich reden.

Es ist für mich eine neue Erfahrung, die hätte ich gern schon viel eher gemacht, dann wäre mir einiges erspart geblieben.«

So wie Anja ergeht es vielen Kindern und Jugendlichen mit sehr guter oder Hochbegabung, was ich mit diesen Beispielen belegen wollte. In der Praxis zeigte sich immer wieder:

Ein nicht behandeltes AD(H)S mit ausgeprägter Symptomatik beeinflusst, wenn es über einen längeren Zeitraum besteht, Schicksal und Lebensqualität der Betroffenen und ihrer Familien negativ. Auch das Intelligenzniveau kann rückläufig sein.

Aber nicht der Intelligenzquotient allein entscheidet über die tatsächlichen Erfolgsaussichten im Leben. Er ist dennoch für die Bewältigung der schulischen Anforderungen wichtig, weil in dieser Zeit das Selbstwertgefühl wesentlich geprägt wird. Es sind die Gene und das soziale Umfeld innerhalb und außerhalb der Familie, welche die Intelligenz mit zunehmendem Alter im Wesentlichen beeinflussen. Wobei die Bedeutung der Gene im Laufe des Lebens immer geringer wird. Dann entscheidet, wie man mit seinen gespürten Fähigkeiten selbstsicher und erfolgreich sich den gestellten Aufgaben stellen kann und deren Anforderungen gewachsen ist. Dazu brauchen Hochbegabte mit AD(H)S in erster Linie keine Medikamente, sondern viel wichtiger ist ein verständnisvolles, förderndes und forderndes soziales Umfeld. Sie brauchen feste Regeln und Strukturen, die ihnen einen inneren Halt geben. Sie brauchen Vorbilder zur Orientierung und zum Nacheifern. Erfolgreich sein erfordert Selbstmotivation, Zielorientierung und Durchhaltevermögen. AD(H)S-Betroffene müssen dabei noch ihre Konzentrationsfähigkeit, ihre emotionale Steuerungsschwäche, ihre innere und äußere Unruhe sowie ihre zu große

Empfindlichkeit gegenüber Stress ausgleichen. Eine gewaltige Aufgabe, die sie auf Dauer oft nicht ohne Medikamente bewältigen können. Dann sind Stimulanzien ihnen eine große Hilfe, ohne die sie vieles nicht erreichen würden. Denn erst Erfolge und Anerkennung schaffen ein gutes Selbstwertgefühl mit Vertrauen in die eigene Leistungsfähigkeit. Das den Betroffenen zu ermöglichen, ist das Ziel jeder AD(H)S-Therapie. Aber die ist bei Hochbegabten mit AD(H)S nicht immer einfach und eine Herausforderung für Pädagogen, Eltern und Therapeuten. Sie verlangt außer speziellen Kenntnissen viel Zeit und Verständnis. Noch immer werden Hochbegabte mit AD(H)S und dessen breitem Spektrum an Symptomen nicht als solche erkannt und entsprechend behandelt, wodurch der Gesellschaft ein großes Potenzial an Fähigkeiten verloren geht. Denn Menschen mit AD(H)S und hoher Begabung verfügen über besondere Fähigkeiten außergewöhnliche Wege zu gehen. Sie gehören zu jenen kreativen Menschen, die aus innerem Antrieb mehr tun als sie müssen und vieles besser können als andere. Oft schaffen sie neue Normen und sie machen Erfindungen, die als Wegweiser für die Weiterentwicklung der Menschheit wichtig sind.

Literatur für Eltern und Therapeuten

Attwood T (2010) Asperger-Syndrom. 3. Aufl. Stuttgart: Trias.
Aust-Claus E, Hammer P-E (2012) ADS. Eltern als Coach. Ein praktisches workbook für Eltern. Wiesbaden: Opti Mindmedia.
Baker J (2016) Anders denken lernen. Kognitive Verhaltenstherapie bei Autismus-Spektrum-Störungen. Stuttgart: Kohlhammer.
Biegert H (2002) Wissenswertes über Hochbegabung. Superschlau und doch gescheitert. Koblenz: Juvemus. Zeitschrift Ausgabe II.
Brackmann A (2007) Ganz normal hochbegabt. Leben als hochbegabter Erwachsener. Stuttgart: Klett-Cotta.
Braus DF (2012) Ein Blick ins Gehirn. Moderne Bildgebung in der Psychiatrie. 2. Aufl. Stuttgart: Thieme.
Breuer-Küppers P, Hintz A-M, Spies M (2021) Hochbegabte Kinder inklusiv fördern. München: Reinhardt.
Born A, Oehler C (2012) Lernen mit ADS-Kindern. Ein Praxishandbuch für Eltern, Lehrer und Therapeuten. 9. Aufl. Stuttgart: Kohlhammer.
Bundesministerium für Bildung und Wissenschaft (Hrsg.) (2003) Begabte Kinder finden und fördern. Ein Ratgeber für Eltern und Lehrer.
Catani M, Mazzarello P (2019) Gray Matter Leonardo da Vinci a genius driven to distraction. Brain 142(69): 1842–1846.
Feinhofer A, Kothgassner O, Klier C (2019) ASS und ADHS zwei verwandte Störungen? Implikationen für die klinische Arbeit nach DSM-5. Zeitschr. für Pädiatrie 31.
Fietze K (2012) Kluge Mädchen. Frauen entdecken ihre Hochbegabung. Berlin: Orlando-Frauenverlag.
Fischer B (1997) Den Blick im Gehirn. Grundlagen- Störungen- Analysen- Hilfen- Neurobiologische Grundlage und Entwicklung der Blicksteuerung. »Wortspiegel«, Zeitschrift der Lehrinstitute für Orthographie und Schreibtechnik. Heft 4.
Fitzner Th et al. (Hrsg.) (1999) Erkennen und Fördern von Hochbegabten. Vom Potential zur Leistung. Eine Fachtagung der Evangelischen Akademie Bad Boll. Stuttgart: Klett.
Fitzner Th, Stark W (Hrsg.) (2012) Genial, gestört, gelangweilt? ADHS, Schule und Hochbegabung. Weinheim: Beltz.
Freitag C-M, Retz W (2007) ADHS und komorbide Erkrankungen. Neurobiologische Grundlagen und diagnostisch-therapeutische Praxis bei Kindern und Erwachsenen. Stuttgart: Kohlhammer.
Fröhlich-Gildhoff K, Rönnau-Böse M, Hofer R (2021) Kinder mit herausforderndem Verhalten in der KiTa. Stuttgart: Kohlhammer.
Girsberger T (2019) Die vielen Farben des Autismus. Patientenberichte und Fallbeispiele- das breite Spektrum von Autismus. Stuttgart: Kohlhammer.
Goleman D (2000) EQ2. Der Erfolgsquotient. München: Deutscher Taschenbuch Verlag.
Goleman D (1997) Emotionale Intelligenz. München: Deutscher Taschenbuch Verlag.
Hartmann T (2009) Eine andere Art, die Welt zu sehen. Das Aufmerksamkeits-Defizit-Syndrom. 12. Aufl. Lübeck: Schmidt-Römhild.
Heinbokel A (1996) Hochbegabte. Erkennen, Probleme, Lösungswege. Münster: LIT.
Höfling E (2012) Prismenbrillen: Indikationen- Kontraindikationen. Kinderärztliche Praxis. Heft 6.

Hollenbach M (1998) Die unbeachteten Genies. Das Schicksal hochbegabter Kinder. Frankfurt a. M.: Fischer.
In Albon T, Pfeifer S (2021) Verhaltenstherapie im Kindes- und Jugendalter. Stuttgart: Kohlhammer.
Klingelhöfer J, Conrad B (Hrsg.) (2002) Neurologie für die Praxis. Fortschritte in Diagnostik und Therapie. München: Urban und Vogel.
Krafft T von, Semke E (2008) Talente entdecken und fördern. 5. Aufl. München: Gräfe und Unzer.
Kretschmar A (2005) Multimodale Therapie des AD(H)S-Lebensqualität über den ganzen Tag. Kinder- und Jugendmedizin, Heft 6, Beilage.
Linden M, Hautzinger M (2011) Verhaltenstherapiemanual. 7. Aufl. Heidelberg: Springer.
Lukowski T (2013) Sport und Psyche, Positive psychische Wirkung und wichtiger Therapiebaustein. Ztschr. Neurologe & Psychiater. Heft 14(7–8): 2–6.
Mackowiak K, Wadepohl H, Beckerle C (2021) Interaktionen im Kita-Alltag. Grundlagen und Anregungen für die Praxis. Stuttgart: Kohlhammer.
Myschker N, Stein R (2014) Verhaltensstörungen bei Kindern und Jugendlichen. Erscheinungsformen – Ursachen – hilfreiche Maßnahmen. 7. Aufl. Stuttgart: Kohlhammer.
Neuhaus C (2007) Hyperaktive Jugendliche und ihre Probleme. Erwachsen werden mit ADS. Was Eltern tun können. 7. Aufl. Ravensburg: Ravensburger.
Psychologie Heute compact, Abenteuer Erziehung. Was Eltern und Erzieher heute wissen müssen, Heft 188 (2004). Weinheim: Beltz.
Preißmann C (2021) Überraschend anders. Mädchen & Frauen mit Asperger. Stuttgart: Trias.
Rossi P (2001) Hochbegabte Kinder in Schule und Gesellschaft. Münster: LIT.
Simchen H (2020) AD(H)S-Hilfe zur Selbsthilfe. Lern- und Verhaltensstrategien für Schule, Studium und Beruf. 2. Aufl. Stuttgart: Kohlhammer.
Simchen H (2016) Essstörungen und Persönlichkeit. Magersucht, Bulimie und Übergewicht. Warum Essen und Hungern zur Sucht wird. 2. Aufl. Stuttgart: Kohlhammer.
Simchen H (2020) Die vielen Gesichter des AD(H)S. Begleit- und Folgeerkrankungen richtig erkennen und behandeln. 5. Aufl. Stuttgart: Kohlhammer.
Simchen H (2004) ADS. Unkonzentriert, verträumt, zu langsam und viele Fehler im Diktat. Hilfen für das hypoaktive Kind. 11. Aufl. Stuttgart: Kohlhammer.
Soultanian N (2021) Methoden in der Frühförderung. Stuttgart: Kohlhammer.
Solden S (2001) Die Chaos- Prinzessin, Frauen zwischen Talent und Misserfolg. Bundesverband der Eltern zur Förderung hypoaktiver Kinder e. V.
Spektrum der Wissenschaft, Spezial, Das verbesserte Gehirn. Heft 3 (2007) Heidelberg: Verlagsgesellschaft Heidelberg.
Spitzer M (2004) Nervensachen. Perspektiven zu Geist, Gehirn und Gesellschaft. Stuttgart: Schattauer.
Spitzer M (2006) Lernen: Gehirnforschung und die Schule des Lebens. Heidelberg: Spektrum.
Spitzer M (2006) Gehirn und Geist. DVD, Teil 1–4. Auditorium Netzwerk, Mühlheim.
Spitzer M (2010) Aufklärung 2.0 Gehirnforschung als Selbsterkenntnis. Stuttgart: Schattauer.
Stapf A (2003) Hochbegabte Kinder. Persönlichkeit, Entwicklung, Förderung. München: Beck.
Sternberg RJ (1999) Erfolgsintelligenz. Warum wir mehr brauchen als IQ und EQ. München: Lichtenberg.
Trappmann-Knorr B (2012) Hochsensitiv: Einfach anders und trotzdem ganz normal: Leben zwischen Hochbegabung und Reizüberflutung. Kirchzarten: Vak.
Webb JT et al. (2006) Hochbegabte Kinder – ihre Eltern, ihre Lehrer. Ein Ratgeber. Bern: Huber.
Webb JT (2012) Hochbegabte Kinder: Das große Handbuch für Eltern. Bern: Huber.
Wechsler D, Tewes U (1999) Hamburg-Wechsler-Intelligenztest für Kinder (HAWIK III) Bern: Huber.
Wender PH (2002) Aufmerksamkeits- und Aktivitätsstörungen bei Kindern, Jugendlichen und Erwachsenen. Ein Ratgeber für Betroffene und Helfer. Stuttgart. Kohlhammer.
Wulff U (1998) Gestörtes beidäugiges Sehen und Schulversagen. Neues Optikerjournal Heft 1. Pforzheim: Bode-Verl.

Hilfreiche Internetadressen

Begabungsdiagnostische Beratungsstelle »BRAIN« der Uni Marburg
www.uni-marburg.de/de/fb04/therapie-und-beratung/brain

Karg-Stiftung Frankfurt, Fachportal Hochbegabung
www.karg-stiftung.de/hochbegabung

Deutsche Gesellschaft für das hochbegabte Kind e. V. Berlin
www.dghk.de

Regionalverein München/Bayern e. V. der Deutschen Gesellschaft für das hochbegabte Kind e. V.
bayern.dghk.de/

Beratungsstelle für Hochbegabte Hamburg
www.li.Hamburg.de/bbb

Landesverband Hochbegabung Baden-Württemberg
www.lvh-bw.de

TOKOL e. V. Verein für Menschen mit A(D)HS, Asperger-Autismus und/oder Hochbegabung und deren Angehörige
tokol.de

Verein zur Förderung hochbegabter Kinder und Jugendlicher (Österreich)
www.hochbegabung.tsn.at/index.htm

Schweizer Koordinationsstelle für Begabungsförderung (Schweiz)
www.skbf-csre.ch

Wichtige Testverfahren

Der *d2-Aufmerksamkeits-Belastungs-Test* ist ein sogenannter Durchstreichtest und misst Tempo und Sorgfalt des Arbeitsverhaltens durch Unterscheidung ähnlicher visueller Reize. Mit ihm können die individuelle Aufmerksamkeit, die Konzentrationsfähigkeit und das Arbeitstempo beurteilt werden, wichtig für die Diagnostik, deshalb habe ich ihn grundsätzlich immer angewandt, ohne im Einzelfall darauf einzugehen.

Die *Diagnostischen Rechtschreibetests* für die 1., 2. und 3. Klasse (DRT1, DRT2, DRT3) sind Schulleistungstests, die die Rechtschreibleistung der Schüler messen und eine qualitative Analyse zur Bestimmung von Fehlerschwerpunkten ermöglichen.

Der *Hamburg-Wechsler-Intelligenztest für Kinder* (HAWIK-III) und sein Nachfolger HAWIK-R dienen zur Ermittlung des Intelligenzquotienten. Er wird alle paar Jahre aktualisiert. Inzwischen ist eine weitere Version erschienen, die aber die Differenz zwischen den Punktwerten im Wissens- und Handlungsteil nicht so deutlich herausstellt. Deshalb benutzte ich gern den HAWIK-R-Test. Außerdem erfolgten die Untersuchungen während meiner Praxistätigkeit und dieser war zu dieser Zeit aktuell. Beim HAWIK-Test werden mithilfe von 13 Untertests ein Leistungsprofil der allgemeinen und verbalen Intelligenz erstellt, dadurch lassen sich Defizite in den verschiedenen Bereichen erkennen.

Der Kaufmann *Intelligenztest* (K-ABC) basiert auf einem neuartigen Konzept der Prüfung der Intelligenz durch Lösungsfindung und geistige Verarbeitung. Dabei werden einzelheitliches und gesamtheitliches Denken sowie alters entsprechende Fertigkeiten untersucht und auch sprachfreie Skalen angewandt. In der Praxisrutine habe ich diesen Test nicht eingesetzt.

Der *Kramer-Entwicklungstest* erfasst die intellektuelle Leistungsfähigkeit bei Klein- und Schulkindern. Er gibt Hinweise auf Wahrnehmungsverarbeitungsstörungen und lässt sich gut zur Verlaufskontrolle benutzen.

Mit dem *Raven-Matrizentest* ist eine sprachfreie Erfassung des allgemeinen Intelligenzpotenzials möglich. Die Aufgaben bestehen aus geometrischen Figuren oder Mustern, die aus sechs bis acht dargebotenen Antwortalternativen ergänzt werden sollen. Hiermit wird besonders das abstrakte Denkvermögen erfasst. Sehr und hochbegabte Kinder und Jugendliche ohne eine schwere Beeinträchtigung der Visuomotorik schnitten bei diesem Test besonders gut ab.

Die *Westermann Rechtschreibtests* 4/5 und 6+ ermöglichen die Beurteilung der Rechtschreibleistung von Schülern der 4.–7. Klasse und eine Fehleranalyse. Ich habe diesen Test zum Ausschluss einer Rechtschreibschwäche und zur Kontrolle des Therapieerfolges sehr häufig angewandt, ohne im Text auf dessen Durchführung genauer einzugehen.